CLAUDIA RITTER

GESUND MIT Selleriesaft

Bibliografische Information der Deutschen Nationalbibliothek
Die Deutsche Nationalbibliothek verzeichnet diese Publikation in der Deutschen Nationalbibliografie. Detaillierte bibliografische Daten sind im Internet über http://d-nb.de abrufbar.

Für Fragen und Anregungen
info@rivaverlag.de

Wichtiger Hinweis
Dieses Buch ist für Lernzwecke gedacht. Es stellt keinen Ersatz für eine individuelle medizinische Beratung dar und sollte auch nicht als solcher benutzt werden. Wenn Sie medizinischen Rat einholen wollen, konsultieren Sie bitte einen qualifizierten Arzt oder Heilpraktiker. Der Verlag und die Autorin haften für keine nachteiligen Auswirkungen, die in einem direkten oder indirekten Zusammenhang mit den Informationen stehen, die in diesem Buch enthalten sind.

Originalausgabe
1. Auflage 2019

Nymphenburger Straße 86
D-80636 München
Tel.: 089 651285-0
Fax: 089 652096

Redaktion: Simone Fischer
Umschlaggestaltung: Isabella Dorsch
Umschlagabbildungen: vorn shutterstock/frank60, hinten shutterstock/mahirart
Satz: Satzwerk Huber, Germering
Druck: CPI books GmbH, Leck
Printed in Germany

ISBN Print 978-3-7423-1205-1
ISBN E-Book (PDF) 978-3-7453-0868-6
ISBN E-Book (EPUB, Mobi) 978-3-7453-0869-3

CLAUDIA RITTER

GESUND MIT Selleriesaft

Entzündungen hemmen,
den Darm in Balance bringen
und das Immunsystem stärken

riva

INHALT

VORWORT

Ab nun dürfen Sie grün sehen, sich täglich einen Bund Staudensellerie nach Hause holen und die Saftpresse aus der Ecke holen! In Sachen Beliebtheit ist roher Sellerie als Saft genossen nicht nur voll im Trend, sondern tatsächlich ein echtes Powergetränk. Er kurbelt die Verdauung an, stärkt das Immunsystem, hemmt Entzündungen, bessert Schilddrüsenerkrankungen, lindert Hautkrankheiten, entgiftet und hält den gesundheitsbewussten Menschen in Schwung.

Die Heilkräfte des Selleries waren schon in der Antike bekannt. Jedenfalls schätzte man bereits in Ägypten, in Griechenland und im alten Rom die Wirkung der Wildform; Selleriezubereitungen finden sich in fast allen großen Schriften der überlieferten Pflanzenheilkunde gegen Gicht, bei Nieren-, Blasen-, Milz- und Leberleiden, und auch in der Traditionellen Chinesischen Medizin (TCM) wird Sellerie bei verschiedenen Beschwerden gebraucht.

Sellerie ist ein Kraftpaket an Wirkstoffen. Spurenelemente, Mineralien, Vitamine und sekundäre Pflanzenstoffe ergeben eine Synergie, die die Gemüsepflanze zum wahren Superfood macht. Allen Kritikern stimme ich zu, dass Selleriesaft weder Zaubertrank noch Allheilmittel ist. Doch hat er viele Vorteile für die Gesundheit, ist leicht herzustellen, preiswert und steckt voller Heilkräfte, von denen mit Sicherheit noch nicht alle entdeckt wurden.

Vielleicht werden Sie wie ich auch zum Selleriesaft-Fan? Jedenfalls wünsche ich Ihnen viel Freude beim Entdecken seiner Heilkräfte, der zahlreichen Anwendungsformen und Indikationen. Und berichten Sie mir gerne von Ihren Erfolgen und Erfahrungen des 7-Tage-Abnehm- und Entschlackungsprogramms.

Claudia Ritter

1

Wissenswertes über den Sellerie

Sellerie besitzt seit drei Jahrtausenden einen legendären Ruf als Heil- und Würzpflanze. Dieses wunderbare Kraut, das bereits in der Antike im Mittelmeergebiet bekannt war und sich seit dem frühen Mittelalter in Mittel- und Nordeuropa großer Beliebtheit erfreut, hat auch heute nichts von seiner Faszination und Wirkung verloren. Erfahren Sie auf den folgenden Seiten, was den Sellerie so einzigartig und gesund macht – damit Sie ihn noch besser genießen können.

ÜBERLIEFERUNGEN UND ALTES HEILWISSEN

Neben der Verwendung als Gemüsepflanze ist Sellerie ein traditionelles Würz- und Heilkraut. Das Kraut, also die Blätter und Stängel sowie die Wurzel und Samen, war bereits bei den Altvorderen in der Heilkunde bekannt. Auch in mythologischen Schriften taucht Sellerie auf; in Homers *Odyssee* wird von Wiesen berichtet, die mit herrlich riechendem Sellerie bedeckt waren.

Im alten Rom war Sellerie sogar so bedeutend, dass er als Bestandteil des Totenmahls und zum Schmücken der Gräber verwendet wurde, andernorts hat er hingegen eine sehr positive Symbolik. Vor Einführung der Lorbeerkränze für die Sieger sportlicher Wettkämpfe waren Eppich-, also Selleriekränze zur Huldigung sehr beliebt, weshalb Sellerie mit »kraftvollem Neubeginn« und »heiterer Freude« in Verbindung gebracht und als »Vitalspender« bezeichnet wurde.

Schon der Vater aller Heilkundigen, Hippokrates von Kos (460–370 v. Chr.), kannte Sellerie als Heilmittel für jene Krankheiten, bei denen die Nerven flattern, und auch andere bedeutende Ärzte der Antike wie Plinius oder Dioskurides wussten, dass Sellerie Blähungen beseitigt, den Harn treibt oder bei

Vergiftungen oder Tierbissen hilfreich ist. Tatsächlich unterschieden die alten Ärzte schon zwischen wildwachsenden und angebauten Formen von Sellerie. Paracelsus empfahl Selleriezubereitungen bei Steinleiden und Ödemen und der Renaissance-Arzt Lonicerus vermischte den Selleriesamen mit Rettich- beziehungsweise Meerrettichwasser, um die harntreibende Wirkung nochmals zu steigern.

In den alten Kräuterbüchern ist noch mehr über die Heileigenschaften des Selleries gelistet: harntreibend, blutreinigend, blutdrucksenkend, entschlackend, krampflösend, beruhigend, knochenstabilisierend, schleimlösend und potenzfördernd soll er sein. Eppich, abgeleitet vom lateinischen *apium*, war also ein bekanntes Heilkraut in den frühen Jahrhunderten. Auch im Mittelalter war die Pflanze sehr geschätzt, was man unter anderem daran erkennt, dass Karl der Große im 9. Jahrhundert anwies, Sellerie neben anderen Nutzpflanzen in Kräutergärten anzubauen. Hildegard von Bingen pries ihn im 11. Jahrhundert als magenreinigendes Heilkraut und zum Einsatz gegen Gicht und Paracelsus bezeichnete ihn im 16. Jahrhundert als Mittel gegen Blähungen, Harngrieß und stinkende Schweiße. Wie Sie dem Teil »Gesund mit Selleriesaft« entnehmen können, haben die Wissenschaftler der Neuzeit viel von dem überlieferten Wissen bestätigt. Natürlich war Eppich auch als Küchenkraut bekannt, Hermann Reling bezeichnete Sellerie und Petersilie sogar als »vegetabilische Großmächte unseres Suppentopfes«.[1]

BOTANIK UND NAMENSGEBUNG

Sellerie, dessen botanischer Name *Apium graveolens L.* lautet, gehört zur Familie der Doldenblütengewächse, aus der zahlreiche Heilpflanzen stammen. In der naturheilkundlichen Praxis werden Doldenblütengewächse relativ häufig gebraucht. Früchte und oft auch Kraut und Wurzel dieser Gewächse besitzen ätherische Öle. Ihre Hauptanwendungsgebiete sind Krämpfe, Atemwegserkrankungen oder Magen-Darm-Erkrankungen mit einer Fehlbesiedelung der Darmflora.

Die Griechen nannten Sellerie *sélinon* nach der antiken griechischen Stadt Selinus, wo sogar Münzen mit einem Sellerieblatt geprägt wurden. Die Römer bezeichneten die Pflanze als *sedano* oder *apium*, woraus sich die deutschen Begriffe *Sellerie* und *Eppich* bildeten. Weitere Beispiele der zahlreichen Volksnamen sind Appich, Epte, Geilwurz, Suppenkraut, Stehsalat, Zelderie, Zellerich – je nach Region wechseln die zahlreichen Volksnamen des beliebten Krauts.

Der botanische Artname *Apium graveolens* beinhaltet die Wörter *gravis*, was stark und schwer bedeutet, und *olere*, was riechen heißt. Sellerie verdankt seinen Namen also seinem speziellen Geruch.

GUT ZU WISSEN

Die Wildformen des Selleries kommen ursprünglich aus den sumpfigen Gebieten des östlichen Mittelmeerraums mit nassen, nährstoffreichen und salzhaltigen Böden. Um sich dort zu behaupten, entwickelten sie eine hohe Wuchsform, hohle Stängel und Blattstiele sowie eine spindelförmige Wurzel. In Deutschland sind die Wildformen so gut wie ausgestorben und wachsen nur noch vereinzelt an den Küsten der Nord- und Ostsee sowie an Ufern von Binnengewässern, feuchten Wiesen und Gräben.

Aus der Wildform entstanden verschiedene Kulturformen, die seit dem frühen Mittelalter in Europa angebaut wurden. Von Italien über Frankreich bis nach England erstreckte sich das Anbaugebiet. Nördlich der Alpen zog Sellerie zunächst in die Hof- und Klostergärten, erst ab dem 18. Jahrhundert auch in die Bauerngärten ein. Zu dieser Zeit wurden erstmals Knollensellerie (*Apium graveolens* var. *rapaceum*), der gewöhnliche Schnittsellerie mit Petersiliengeschmack (*Apium graveolens* var. *secalinum*) wie auch der Stangen-, Stauden- oder Bleichsellerie kultiviert. Die letzteren drei Bezeichnungen sind alles Synonyme für *Apium graveolens* var. *dulce*, den Staudensellerie – der Pflanze, der dieses Buch gewidmet ist. Während die Wildformen noch sehr bitter im Geschmack waren, weisen die heutigen Kulturformen einen appetitlich aromatischen Geschmack auf.

Staudensellerie wird heute fast überall auf der Welt angebaut. Er benötigt feuchten, nährstoff- und humusreichen Gartenboden, stellt geringe Ansprüche an das Klima und wird in

Kultur einjährig gezogen. Die Aussaat kann bei einer Bodentemperatur von 16 bis 22 °C beginnen, die in unseren Breiten im März in der Regel nur im Gewächshaus erreicht wird. Von Juli bis Oktober ist in Deutschland Erntezeit für Freilandware. Im Winter beziehen die großen Händler das Gemüse aus Spanien, Israel und Italien.

Charakteristisch sind die etwa 40 Zentimeter langen, furchigen und teils hohlen Blattstiele, in denen zahlreiche Nährstoffe, Vitamine und Mineralien gespeichert werden. Obenauf sitzen die aromatisch duftenden und gefiederten Blätter. Je nach Sorte ist Staudensellerie grünlich, fast weiß oder gelblich gefärbt und bildet eine kleine Knolle. Die blasse Färbung mancher Selleriestauden, vor allem beim Bleichsellerie, entsteht durch fehlendes Sonnenlicht und das Anhäufen von Erde oder das Abdecken mit Wellpappe oder Stroh, was die Chlorophyllbildung beeinträchtigt. Die Farbe hat allerdings keinen Einfluss auf den Geschmack und die Wirkung.

Eine Staude kann bei der Ernte bis zu einem Kilo auf die Waage bringen. In ein feuchtes Tuch eingeschlagen ist Sellerie mehrere Tage im Kühlschrank haltbar, verliert jedoch nach längerer Lagerung einige Wirkstoffe.

INHALTSSTOFFE DES STAUDENSELLERIES

Wie bei jedem anderen Naturprodukt auch kann beim Staudensellerie die Zusammensetzung der Inhaltsstoffe je nach Klima, Lichtverhältnissen, Jahreszeit und Boden variieren. Beispielsweise kann der Eisengehalt sehr unterschiedlich sein. Staudensellerie, der sehr grün und blattreich ist, wird in der Regel einen deutlich höheren Eisenanteil haben als jene Sorten, deren Stängel dickfleischig sind, wenige und eher blasse Blätter und Stängel haben. In diesem Fall wird jedoch die Saftausbeute deutlich höher sein. Alle folgenden Nährstoffangaben sind deshalb Durchschnittswerte.

Erst einmal hat die Gemüsepflanze, wie fast alle Obst- und Gemüsesorten auch, einen hohen Wasseranteil. Dies bedingt, dass der Kaloriengehalt mit 15 kcal/64 kJ pro 100 Gramm sehr gering ist. Der typische Geruch der Pflanze entsteht durch die ätherischen Öle. Staudensellerie hat in allen Organen (Wurzel, Spross, Blätter und Früchte) Ölgänge mit ätherischem Öl. Der meiste Wirkstoffgehalt an ätherischem Öl befindet sich in den Samen. Der Gehalt an ätherischem Öl beträgt im Blatt etwa 0,5 Prozent, in der Wurzel 0,1 Prozent und in den Früchten um die 3 Prozent. Hauptsächlich besteht das flüchtige Öl aus Limonen, ß-Selinen und den geruchsbestimmenden Phthaliden, die gegen den Hefepilz *Candida albicans* und Spulwürmer wirken.[2] In neuen Studienergebnissen[3] wurden auch Eugensäure, trans-Zimtsäure[4] und Sedanolid angegeben.

Daneben finden sich durchschnittlich 1,2 Gramm Eiweiß mit essenziellen Aminosäuren, 0,2 Gramm Fett mit wenig Linolsäure und Gamma-Linolensäure, 2,2 Gramm Kohlenhydrate und Zuckerverbindungen (Galacturonsäure, Rhamnose, Arabinose, Galactose), etwa 2,6 Gramm Ballaststoffe, Gerbstoffe (Tannine), Provitamin A mit viel Beta-Carotin, Vitamin B1, B2, B3, B5 und B6, Folsäure, Vitamin C, Vitamin E, viel Vitamin K, Mineralstoffe und Spurenelemente (Kalzium, reichlich Kalium, Eisen, Magnesium, Natrium, Phosphor, Mangan, Kupfer, Zink, Kieselsäure, Selen), Flavonoide (Apigenin, Luteolin, Kaempferol), Cumarine, Furanocumarine (Bergapten und Psoralen), Phenolsäuren (Kaffeesäure, Cumarsäure, Ferulasäure), Steroide (Stigmasterol, Sitosterol) und Chlorophyll.

Staudensellerie enthält pro 100 Gramm:

- Brennwert: 15 kcal
- Kohlenhydrate: 2,2 g
- Eiweiß: 1,2 g
- Ballaststoffe: 2,6 g
- Fett: 0,2 g

Welche Stoffe sind heilwirksam?

Die Diskussion, welcher der zahlreichen Inhaltsstoffe des Selleries die größte Heilkraft besitzt, wird sowohl von Naturwissenschaftlern als auch von Menschen, die eher einen intuitiven Zugang zu der Pflanze haben, eifrig diskutiert.

Wir Menschen haben uns im Laufe der Evolution auf die Verstoffwechselung von komplexen Lebensmitteln spezialisiert. Es geht beim Selleriesaft um das Zusammenspiel mehrerer Stoffe, die uns einen gesundheitlichen Nutzen bringen. Erst die Synergie dieser zahlreichen Stoffe, deren Potenzial wir im Detail längst noch nicht erforscht haben, bringt Stoffwechsel- und Verdauungsprozesse in Gang, ohne die ein Leben nicht möglich wäre.

Bevor wir uns den Heilwirkungen im zweiten Kapitel des Buches ausführlicher widmen, hier schon einmal einige heilwirksame Stoffe:

Sellerie hat einen hohen Kalium-Gehalt, der die Nieren stimuliert und harntreibend wirkt. Kalium sorgt außerdem dafür, dass die Blutgefäße erweitert werden, und senkt den Blutdruck. Die enthaltenen B-Vitamine und das Magnesium haben einen positiven Effekt auf das Nervensystem, das Flavonoid Apigenin wirkt positiv auf die Gedächtnisleistung und gegen Depressionen. Apigenin und Phthalid regen auch dazu an, überschüssiges Cholesterin aus dem Körper auszuscheiden und senken dadurch den »schlechten« LDL-Cholesterinspiegel.

Inhaltsstoffe wie Flavonoide, ätherische Öle, Sterole und Gerbstoffe (Tannine) schützen die Magenschleimhaut, beruhigen einen gereizten Magen und neutralisieren die Magensäure.

Sellerie enthält außerdem antientzündliche Stoffe. Dazu zählen phenolische Verbindungen wie Flavonoide und basische Substanzen sowie Mineralstoffe wie Natrium, Kalium, Kalzium, Magnesium und Eisen. Die entzündungshemmenden Eigenschaften des Selleries sind so stark, dass sie bei rheumatischen Schmerzen, Gelenkschmerzen, Gicht und Asthma helfen können.

Qualitätsanforderungen

Bestmögliche Qualität ist das A und O, um von den positiven Eigenschaften des Selleriesafts zu profitieren. Deshalb sollte Ihr Staudensellerie möglichst frisch und knackig sein. Die Schnittstellen sollten möglichst die gleiche Farbe wie die Stangen haben, keinesfalls trocken oder dunkel verfärbt sein. Lassen sich die Selleriestangen leicht biegen, ist er überlagert und hat damit viel von seinem ursprünglichen Heilpotenzial verloren. Nach etwa fünf Tagen Lagerzeit im Gemüsefach des Kühlschranks lässt aber auch bei bester Qualität die Wirkkraft der Antioxidantien nach.

GUT ZU WISSEN

Wenn die Stangen des Selleries fleckenfrei sind und knackig zerbrechen, ist das Gemüse frisch. Lässt er sich ganz leicht biegen, sollten Sie lieber die Finger davon lassen.

Zwischen Sellerie aus konventionellem und ökologischem Anbau gibt es einen Unterschied im Mineralstoff- und Spurenelementgehalt. Vor allem der Kalium- und Zinkanteil ist in der Bioware deutlich höher.[5] Zudem ist die Nitratkonzentration in biologischer Ware meist deutlich geringer. Nitrat wird sowohl in der Pflanze als auch nach dem Verzehr in Nitrit gewandelt. Dieser Stoff ist giftig und an der Bildung von krebserregenden Nitrosaminen beteiligt. Ergo: Greifen Sie zum Gemüse aus dem Biomarkt oder ziehen Sie den Sellerie selbst.

SELLERIE SELBST ANBAUEN

Staudensellerie lässt sich leicht selbst ziehen.

- Ort: Garten, Balkon (im Kübel oder Topf)
- Boden: nährstoffreich, nicht sandig, gerne lehmig und gut kompostiert
- Standort: sonnig bis halbschattig
- Anzucht: Vorzucht ab Mitte März auf der Fensterbank oder im Gewächshaus
- Pflanzung: Setzlinge ab Mitte Mai ins Beet oder in Kübel
- Pflege: bei Kälteperioden unter 16 °C abdecken, regelmäßig gießen, düngen mit Hornmehl
- Ernte: Oktober vor dem ersten Frost
- Lagerung: einige Tage im Kühlschrank, am besten in ein feuchtes Tuch eingeschlagen

2

Gesund mit Selleriesaft

Seit Urzeiten nutzen Menschen auf allen Kontinenten Pflanzen oder Pflanzenzubereitungen, um spezifische Beschwerden zu lindern oder zu heilen. Wenngleich die chirurgischen und pharmazeutischen Möglichkeiten in der Medizin heute unumstritten sind, besinnen sich viele Menschen vor allem bei leichten Beschwerden oder bei chronischen Erkrankungen wieder auf natürliche und alternative Therapien, da diese in der Regel nebenwirkungsarm, leicht anwendbar und preiswert sind und zudem die Eigenverantwortung für das Wohlbefinden und die Gesundheit stärken. Denn die Gesundheit gehört in ihre Hände!

SELLERIE ALS ANTIOXIDANS

Die moderne Ernährung ist kein Garant für eine ausreichende Versorgung mit allen Nährstoffen. Sellerie ist eine hervorragende Antioxidans-Quelle, da er wertvolle sekundäre Pflanzenstoffe wie Phenolsäuren und Flavonoide enthält. Diese Antioxidantien sind Radikalfänger und wirken entzündungshemmend. Der regelmäßige Verzehr von Selleriesaft kann daher Entzündungen und freien Radikalen positiv entgegenwirken.

Natürlicher Entzündungshemmer

Entzündungen sind nichts anderes als eine Reaktion des Körpers auf verschiedene äußere und innere Einflüsse. Sie werden durch Verletzungen, Fremdkörper, Krankheitserreger, freie Radikale oder Autoimmunprozesse hervorgerufen. Klassischerweise zeigen sich Entzündungen durch Rötung, Schwellung, Überwärmung, einer funktionellen Einschränkung und Schmerzen. Als Bild für eine Entzündung stellen Sie sich am besten so etwas wie einen leichten Schwelbrand vor, der im Körper abläuft. Dieser macht durchaus Sinn, denn bei einer Überwärmung des Gewebes fühlen sich Eindringlinge nicht wohl und durch die verstärkte Durchblutung können Schadstofftrümmer leichter abtransportiert und damit abgebaut oder wieder ausgeschieden werden.

Entzündliche Prozesse können im gesamten Körper auftreten. Und eigentlich läuft der Abwehrkampf gegen schädigende Einflüsse fast ständig im Körper ab. Der harmlose Mückenstich, ein kleiner Kratzer oder Schnitt in den Finger, die zahlreichen Erreger an der Türklinke oder auf dem Touchscreen des Handys können zu lokalen Entzündungsreaktionen führen. Richtig gefährlich wird es, wenn der Entzündungsprozess aus dem Ruder läuft und den ganzen Körper überschwemmt.

Doch in der Regel ist unser Körper gut auf Entzündungsreaktionen vorbereitet. Sowohl das angeborene als auch das erworbene Immunsystem werden aktiv und sind miteinander verzahnt. Granulozyten, Monozyten, Makrophagen, natürliche Killerzellen und dendritische Zellen werden aktiv, und einige können Erreger regelrecht verdauen. Bestimmte Lockstoffe, die durch beschädigtes Gewebe freigesetzt werden, weisen den gefräßigen Riesenzellen den Weg zur Entzündungsstelle.

Reicht die unspezifische Abwehr nicht aus, kommen noch spezifische B- und T-Lymphozyten hinzu, die ein Langzeitgedächtnis besitzen und selbst nach Jahren bereits einmal eliminierte Fremdkörper an ihrer spezifischen Oberfläche erkennen. Doch damit nicht genug. Auch Enzyme und Botenstoffe des Körpers ermöglichen eine Kommunikation mit den Immunzellen. Zu diesen zählen Interleukine, Tumornekrosefaktoren, Interferone und weitere Stoffe. Sie sehen, unser Körper hat ein fein abgestimmtes Netzwerk zur Verfügung, wenn es darum geht, das biologische System wieder ins Gleichgewicht zu bringen.

Welchen Beitrag kann der Selleriesaft bei diesen komplexen Vorgängen leisten? Es gibt mittlerweile einige Studien,[6, 7] die belegen, dass bestimmte Stoffe des Selleries ein entzündungshemmendes Potenzial besitzen. Zu den antientzündlichen Stoffen zählen phenolische Verbindungen wie Flavonoide und basische Substanzen. Wesentliche basische Mineralstoffe sind Natrium, Kalium, Kalzium, Magnesium und Eisen. Entzündungen und Übersäuerung bilden oft einen Teufelskreis, denn ein Entzündungsgeschehen kann zur Bildung weiterer Säuren führen. Die Folgen sind Schmerzen, Funktionseinschränkungen oder Wassereinlagerungen.

Zwar sind die Naturstoffe des Selleries verständlicherweise weniger wirksam als hoch konzentrierte Arzneimittel – eine Studie[8] zeigt, dass das Konzentrat des Selleriesafts etwa siebenmal weniger wirksam ist als Indometacin, ein Medikament zur Behandlung rheumatischer Erkrankungen. Doch Sellerie hat eine hervorragende vorbeugende antientzündliche Wirkung und kann auch gezielt eingesetzt werden, um akute Entzündungen zu lindern. Vor allem der Selleriesaft kann bei schweren entzündlichen Prozessen als begleitende Maßnahme verwendet werden. Insbesondere wenn Sie so gut wie möglich auf pharmazeutische Mittel verzichten und die Heilkräfte der Natur einsetzen möchten, sind Sie mit Sellerie und seinen entzündungshemmenden Wirkungen sehr gut beraten.

Freie Radikale einfangen

Ähnlich wie bei Entzündungsprozessen ist der Körper dauerhaft den Angriffen von freien Radikalen ausgesetzt. Freie Radikale sind nichts anderes als instabile sauerstoffhaltige Moleküle, denen ein Elektron fehlt, weshalb sie nach einem passenden Elektron suchen. Sie haben es eilig und attackieren alles, was sie erwischen. Folglich fehlt den bestohlenen Molekülen seinerseits ein Elektron. Dieser Elektronenraub wird Oxidation genannt, und sobald das erträgliche Ausmaß überschritten wird, spricht man von oxidativem Stress. Grundsätzlich gibt es zwei Ursachen ausgelöst durch Radikale, nämlich jene, die der Körper selbst bildet, beispielsweise bei Stoffwechselprozessen und Stressreaktionen, und solche, die von außen den Organismus schädigen. UV-Strahlen, Alkohol, Nikotin, Schadstoffe in der Umwelt oder industriell verarbeitete Nahrungsmittel mit einem hohen Zucker- und Fettanteil, Konservierungsstoffe, Farbstoffe, Rückstände von Pflanzenschutzmitteln in der Nahrung zählen dazu.

Zu den Folgen vermehrter freier Radikalbildung gehören eine vorzeitige Zell- und Hautalterung sowie eine eingeschränkte Zellfunktion, die bis hin zu Krebserkrankungen reichen kann. Freie Radikale erhöhen das Risiko für die Entstehung zahlreicher chronischer Erkrankungen, zu denen unter anderem Arteriosklerose, rheumatische Erkrankungen, Herzinfarkt, Schlaganfall, Diabetes, Sehstörungen und Autoimmunerkrankungen gehören.

Um freie Radikale unschädlich zu machen, braucht es einen Gegenspieler, sogenannte Antioxidantien. Einige Antioxidantien kann der Mensch selbst bilden, andere muss er dagegen über die Nahrung aufnehmen. Zu Letzteren zählen unter anderem sekundäre Pflanzenstoffe, Spurenelemente wie Zink und Selen und mehrere Vitamine. Die Antioxidantien sind in der Lage, bereits begonnene Kettenreaktionen zu stoppen und gleichzeitig vor weiteren Angriffen zu schützen. Antioxidatives Potenzial steckt in vielen Lebensmitteln wie biologisch angebautem Gemüse, Wildobst und Fischen aus Wildfängen.

Vor allem Sellerie steckt voller Vitamine, Spurenelemente und verschiedener antioxidativer Verbindungen sowie Phenolen, die eine biologische, antioxidative Wirkung haben. Dazu zählen Kaffeesäure, Ferulasäure, Apigenin, Luteolin, Quercetin, Vitamin C, Beta-Carotin und Spurenelemente. Diese Antioxidantien, die auch als Radikalfänger bezeichnet werden, schützen den Körper vor freien Radikalen. Der regelmäßige Genuss von Selleriesaft ist natürlich kein Freifahrtschein für einen ungesunden Lebenswandel, doch kann er positive antioxidative Prozesse auslösen, wie zahlreiche Studien belegen.[9, 10, 11, 12]

GUT ZU WISSEN

Freie Radikale treiben auch den Alterungsprozess rapide voran, was sich in einer schlaffen und fahlen Haut bemerkbar machen kann. Auch dagegen wirken die Antioxidantien im Selleriesaft hervorragend.

FITTES IMMUNSYSTEM

Sellerie ist mit seinen wertvollen Inhaltsstoffen ein Lebensmittel, das das Immunsystem und die Abwehrkräfte stärkt und somit vor Erkältungen schützt und bei weiteren Erkrankungen bis hin zu Autoimmunerkrankungen hilft.

Power fürs Immunsystem, Helfer bei Autoimmunprozessen

Was kann Selleriesaft bei Autoimmunerkrankungen bewirken? Zunächst muss man wissen, dass »Autoimmunerkrankung« ein Überbegriff ist, zu dem eine Vielzahl von Krankheiten zählen. Die bekanntesten sind rheumatische Erkrankungen, Schilddrüsenerkrankungen wie Hashimoto-Thyreoiditis und Morbus Basedow, die beiden chronisch entzündlichen Darmerkrankungen Morbus Crohn und Colitis ulcerosa, Hauterkrankungen wie Schuppenflechte oder auch Neurodermitis und neurologische Erkrankungen wie Multiple Sklerose. Je nach Erkrankung sind also spezifische Gewebe oder auch der ganze Körper von Entzündungsprozessen und Zerstörung von Geweben betroffen.

Über die Ursachen von Autoimmunerkrankungen gibt es mittlerweile zahlreiche Theorien. Sicher ist, dass das körpereigene Immunsystem nicht mehr seine Funktion erfüllt. Bei Autoimmunerkrankungen produziert der Körper Antikörper, die körpereigenes Gewebe angreifen. Wie Sie schon im Abschnitt »Natürlicher Entzündungshemmer« gelesen haben, kann das regelmäßige Trinken von Selleriesaft Entzündungsreaktionen eindämmen.

Dazu kommt bei Autoimmunprozessen noch der Faktor eines überschießenden Immunsystems. Ein funktionierendes Immunsystem basiert auf einem komplexen Zusammenspiel zahlreicher spezialisierter Zellen. Auch diese werden ständig erneuert und ausgetauscht und dafür braucht es Bausteine – die aus der Nahrung kommen. Ergo: Nur wenn wir hochwertige und naturbelassene Nahrung wie beispielsweise den Selleriesaft zu uns nehmen, kann unser Körper sein natürliches Gleichgewicht wahren. Ein schwaches oder ein überschießendes Immunsystem mit gehäuften Infekten oder Autoimmunreaktionen ist immer Ausdruck eines Ungleichgewichts. Insbesondere das im Sellerie enthaltene Apigenin hat eine Vielzahl biologischer Funktionen, darunter solche, die bei Autoimmunprozessen hilfreich sind.[13] Generell ist die Mikronährstofftherapie eine der naturheilkundlichen Säulen bei Autoimmunprozessen.

Wie gesagt sind in frischem Selleriesaft viele Vitamine, Mineralstoffe, Spurenelemente sowie sekundäre Pflanzenstoffe enthalten. Das Erhitzen, Einfrieren und Aufbewahren des Safts würde zu Einbußen dieser wertvollen Nährstoffe führen, die der Körper gerade bei Autoimmunprozessen in großer Vielfalt zur Regeneration braucht. Daher sollten Sie den Saft immer frisch zubereitet trinken, damit er seine volle Wirkung entfalten kann.

REGENERATION DES HARN- UND VERDAUUNGSTRAKTS

In der ayurvedischen Medizin wird Sellerie seit langer Zeit bei Verdauungsstörungen eingesetzt. Das Gemüse unterstützt nicht einfach nur die Verdauung, sondern kann viel mehr: Es verhindert Magengeschwüre, fördert die Funktionen der Leber und Nieren und ist der perfekte Schutz für Ihren Darm.

Schutz vor Magengeschwüren und Helicobacter

Eine besonders vorteilhafte Wirkung hat Selleriesaft auf den Magen. Gleich mehrere Forscherteams[14, 15] beschäftigten sich in den letzten Jahren mit der magenspezifischen Wirkung des Selleriesafts. Sie fanden heraus, dass dieser die Magenschleimhaut pflegt, Magengeschwüre verhindern kann und zudem die Magensäurebildung reguliert. Dies ist ein ganz entscheidender Punkt. Denn Probleme mit dem Magen bedeuten nicht folgerichtig, dass zu viel an Magensäure gebildet wurde. Auch ein

Mangel an Magensäure kann zu Verdauungsbeschwerden mit Schmerzen und Brennen im Oberbauch, Völlegefühl, einer frühen Sättigung, Blähungen bis hin zu Übelkeit und Erbrechen führen. Was erst einmal unlogisch klingt, erklärt sich zum einen dadurch, dass der Speiseröhrenschließmuskel am Mageneingang erst dann einen Impuls zum festen Verschluss bekommt, wenn ausreichend Magensäure im Magen vorhanden ist. Somit kann bei fehlender Magensäure Mageninhalt nach oben schwappen. Andererseits kommt es auch durch zu wenig Magensäure zu einer ungenügenden Verdauung von Eiweiß. Dieses gelangt in den Darm und löst dort Verwesungsprozesse aus, die zu übel riechenden Gasanasammlungen führen. Letztendlich handelt es sich dabei um toxische Stoffe, die Ihre Leber und Ihr ganzes Wohlbefinden beeinflussen. Diese Beschwerden sind keineswegs selten und werden nicht nur bei älteren Menschen diagnostiziert. Auch Menschen mit Autoimmunerkrankungen gehören zur Risikogruppe.

Selleriesaft hat einige Inhaltsstoffe wie Flavonoide, ätherische Öle, Sterole und Gerbstoffe (Tannine), die die Magenschleimhaut schützen, was dazu führt, dass weniger schmerzhafte Magengeschwüre entstehen. Interessanterweise kann es der Selleriesaft sogar mit der Wirksamkeit von Omeprazol aufnehmen. Der Magensäureblocker gehört zur Medikamentengruppe der Protonenpumpenhemmer und ist auch als »Magenschutz« bekannt, der die potenziell magenschädigende Wirkung einiger Schmerzmittel abmildert.

Die dyspeptischen Beschwerden – also Beschwerden wie ein schnelles Völlegefühl nach dem Essen, Oberbauchschmerzen oder Magenbrennen – verbesserten sich in Studien durch den Selleriesaft bereits nach Anwendung von zwei Wochen, und diese Besserung hielt nachhaltig an. In Fachkreisen[16] wird diskutiert, ob Selleriesaft als Naturheilmittel zur Behandlung dyspeptischer Beschwerden geeignet ist, da er deutlich weniger Nebenwirkungen als Omeprazol hat.

Was hat es nun mit dem gefürchteten Magenkeim *Helicobacter pylori* auf sich? Das äußerst widerstandsfähige Bakterium hat Überlebensstrategien entwickelt, die diesem selbst ein Überleben im äußerst sauren Magensaft ermöglichen. Schätzungsweise die Hälfte aller Erwachsenen tragen den Keim in sich, wobei die Häufigkeit mit dem Alter steigt. Die Betroffenen haben entweder keine Beschwerden oder klagen vielfach über Völlegefühl, Schmerzen im Oberbauch, Übelkeit, Aufstoßen oder Appetitlosigkeit. Es handelt sich also um ein Beschwerdebild, das dem von Problemen mit der Magensäure sehr ähnelt. Langfristig steigt bei Helicobacter-Befall die Gefahr, Magengeschwüre bis hin zum Magenkrebs zu entwickeln.

Eine Antibiotika-Therapie zur Eliminierung des Helicobacters ist leider nicht immer von Erfolg gekrönt, da die Keime zunehmend resistent gegen die schulmedizinischen Medikamente werden. Das ätherische Öl des Selleries hat eine Hemmwirkung gegen den Magenkeim *Helicobacter pylori*.[17] Ätherisches Öl ist in den Blättern und Stängeln etwas weniger als im Samen enthalten, doch ist die Menge ausreichend, um eine vorbeugende Wirkung zu haben. Außerdem unterstützt der Verzehr von Selleriesaft dabei, dass sich der Helicobacter-Keim nicht gänzlich bis zur Entstehung einer Helicobacter-induzierten Gastritis ausbreitet – dafür ist das Flavonoid Apigenin verantwortlich.[18]

Krampflösend im Magen und Darm

Kommen wir vom Magen in den Darm. Funktionell gehören diese beiden Organe zusammen. Der Darm hat nicht nur die Aufgabe, die Nahrung weiter zu zerkleinern und zu verdauen, sondern zuträgliche Nahrungsbestandteile aufzunehmen und alles, was in den Zellen nicht gebraucht wird, wieder auszuscheiden. Krämpfe im Magen und Darm sind relativ häufig und die Gründe dafür vielfältig. Beispielsweise können eine Überproduktion von Magensäure wie auch akute und chronische Entzündungen im Darm zu Schmerzen führen. Stress und seelische Konfliktsituationen verstärken die Krämpfe im Bauchraum oftmals noch.

Ein Forscherteam untersuchte Sellerie auf sein krampflösendes Potenzial und fand heraus, dass mit steigender Konzentration auch die entkrampfende Wirkung zunimmt.[19] Die antispasmolytische Wirkung – so wird das Wort entkrampfend in der Medizin bezeichnet – ist auf das Vorhandensein eines Flavonoids, nämlich Apigenin, zurückzuführen. Vermutlich sind jedoch noch andere Wirkstoffe an der entkrampfenden Wirkung beteiligt, denn auch für die ätherischen Öle, die in kleinen Mengen im Selleriekraut vorkommen, sind schon lange krampflösende Eigenschaften dokumentiert.

Sollten Ihre Krämpfe jedoch anhalten oder periodisch wiederkehren, suchen Sie bitte einen Arzt auf, damit eventuell schwerwiegende Erkrankungen nicht übersehen werden. Bei Colitis ulcerosa, Morbus Crohn oder entzündeten Divertikeln (also Aussackungen im Darm) braucht es noch weitere und effektivere Heilmittel als den Selleriesaft.

Bakterienhemmend bei Harnwegsinfekten

Schon seit Jahrhunderten werden in der europäischen Naturheilkunde Selleriezubereitungen bei unkomplizierten Harnwegsinfektionen angewendet. Dazu zählt beispielsweise die Blasenentzündung, die bei Frauen wegen der kurzen Harnröhre deutlich häufiger auftritt als bei Männern. Wenn bei Frauen die Wechseljahre anstehen, treten diese Infekte wegen Schleimhautveränderungen bedingt durch einen Östrogenmangel noch häufiger auf. Schmerzen beim Wasserlassen, vermehrter Harndrang und Schmerzen oberhalb der Symphyse gehören zu den Leitsymptomen.

Erreger von Harnwegsinfektionen sind meist aufsteigende Keime aus der Umgebung der Harnröhre. Bis zu 80 Prozent aller Harnwegsinfekte werden durch *Escherichia-coli*-Keime verursacht, die ihr natürliches Reservoir im Darm haben und durch falsche Wischtechnik nach dem Stuhlgang oder auch beim Geschlechtsverkehr übertragen werden. Die jahrzehntelang gängige Praxis, diese Infekte mit Antibiotika zu behandeln, wird heute selbst bei Schulmedizinern kritisch beurteilt, da die Medikation durch eine zunehmende Antibiotikaresistenz immer häufiger unwirksam bleibt beziehungsweise sich Folgeinfekte entwickeln können. Die Nachhaltigkeit einer antibiotischen Therapie muss weiterhin für schwerwiegende Fälle gewährleistet bleiben.

Im Sellerie kommt in allen Organen (Stängel, Blätter, Wurzel, Samen) ätherisches Öl in unterschiedlichen Konzentrationen vor. Zugegeben, die höchste Konzentration findet sich in den Samen, jedoch haben auch Stängel und Blätter noch einen passablen Gehalt dieser wirksamen Stoffe. Tatsächlich konnte in mehreren Versuchsreihen gezeigt werden, dass das ätherische Öl von *Apium* wirksam gegen *Escherichia-coli*-Keime ist.[20, 21, 22] Und auch für die Phthalide wurde in den Versuchsreihen eine keimhemmende Wirkung auf den uropathogenen Keim *E. coli* festgestellt.[23] Zudem wirkt Selleriesaft mild harntreibend und schwemmt dadurch schon mechanisch vermehrt Keime aus. Der regelmäßige Genuss von Selleriesaft ist eine natürliche und nebenwirkungsfreie Alternative, um die Behandlung von Harnwegsinfekten mit konventionellen Medikamenten zu verbessern und im Einzelfall sogar zu ersetzen, und bietet zugleich einen Schutz vor den gefürchteten Reinfektionen.

GUT ZU WISSEN

Pflanzliche Arzneimittel mit einem hohen Gehalt an ätherischem Öl sind generell eine gute Alternative bei unkomplizierten Infekten (egal, ob diese durch Bakterien, Viren oder Pilze verursacht wurden), da die natürlichen ätherischen Öle wegen ihrer komplexen Zusammensetzung nicht das Risiko einer Resistenz bergen. Einige dieser pflanzlichen Substanzen besitzen mehrere Hundert Stoffe und die genaue Zusammensetzung ist so komplex, dass sie im Detail noch gar nicht erforscht ist.

Schutz vor Hefepilzinfekten

Die Schleimhäute des Darms und der Vagina sind auch ein natürliches Reservoir für den Candida-Hefepilz. Ein sehr kleines Vorkommen an pathogenen Erregern gehört tatsächlich zur normalen Darm- und Vaginalflora dazu und diese »Gäste« bemerken wir meist noch nicht einmal. Denn so lange das riesige Mikrobiom – wir sprechen hier von etwa 450 Keimarten mit einem Gesamtgewicht von rund 2,5 Kilogramm – und das Immunsystem intakt sind, haben Hefepilze wie der *Candida albicans* keine Chance, sich über ein natürliches Ausmaß hinaus auszubreiten. Und im Prinzip können wir den Kontakt mit Hefepilzen gar nicht vermeiden. Durch Nahrung oder Körperkontakt kommen wir vermutlich täglich mit ihnen in Berührung.

Kommt es jedoch zur Schwächung der natürlichen Abwehrstrategien, sei es durch stark wirkende Medikamente wie Antibiotika oder Cortison oder durch akute und chronische Grunderkrankungen, kann eine Überwucherung mit Pilzen entstehen. Sogenannte Mykosen machen sich beispielsweise im Darm durch eine vermehrte Gasbildung mit Blähungen oder eine stark wechselnde Stuhlqualität, in der Vagina durch Rötung und Juckreiz oder auf der Mundschleimhaut durch weiße Bläschen, dem Soor, bemerkbar. Und auch bei bestehenden chronisch entzündlichen Hauterkrankungen kann eine Candida-Infektion die Symptome verschlechtern. Ganz schwere Formen erfordern sogar einen stationären Aufenthalt.

Sellerie-Extrakte aus den Blättern und Stangen wirken auf zahlreiche Keime hemmend – inklusive verschiedener Pilzarten wie dem häufig vorkommenden *Candida albicans*, aber auch gegen andere Candida-Spezies (*Candida tropicalis*, *Candia krusei*, *Candida guillermondii*) und weitere pathogene Pilzarten wie *Aspergillus flavus* oder Fadenpilze, die Erkrankungen auf der Haut und den Hautanhangsgebilden verursachen können. Insgesamt stärkt Selleriesaft unser natürliches Abwehrsystem und kann so das Ausbreiten zahlreicher krankmachender Keime und Pilze verhindern. Es wird bereits diskutiert, ob Extrakte aus Sellerie bei der klinischen Behandlung von zahlreichen Pilzerkrankungen nützlich sein können.[24] Kräuterextrakte mit ätherischen Ölen sind in Zukunft vermutlich die wirksamsten Waffen gegen die Hefepilze, denn gegen das Standardmedikament Nystatin entwickeln fast alle Pilze eine zunehmende Resistenz. Somit gilt auch hier: Regelmäßiger Genuss von Selleriesaft wirkt vorbeugend gegen Pilzinfektionen.

Unterstützung der Leberfunktion

Die Leber ist neben dem Darm unser größtes und leistungsfähigstes Stoffwechsel- und Entgiftungsorgan. 1,5 Kilogramm oder mehr wiegt das rotbraune Gebilde im Oberbauch. Sie ist absolut lebensnotwendig und doch führt sie ein Schattendasein in der konventionellen Medizin. Wenn die Leberwerte erhöht sind, sollte man an Mikroorganismen, verstopfte Gallengänge, Autoimmunerkrankungen, eine leberschädigende Langzeitmedikation, Chemikalien, Alkohol oder Drogen denken. Da die Leber keine Schmerzrezeptoren besitzt, merken wir zunächst nichts, wenn ihre Funktion nachlässt. Ehe sich eine massive Gelbsucht einstellt, klagen viele Patienten monatelang einfach nur über eine verminderte Leistungsfähigkeit und Müdigkeit. »Die Müdigkeit ist der Schmerz der Leber«, so heißt es im Volksmund, der wie oftmals recht hat. Ohne die Leber geht nichts mehr. Sie ist Speicherorgan vieler Vitamine und Nährstoffe, ist an der Umwandlung verschiedener Hormone beteiligt, produziert bis zu einem Liter Gallenflüssigkeit und beeinflusst damit nachhaltig die Fettverdauung. Außerdem entgiftet sie die fettlöslichen Toxine im Körper. Diese Gifte stammen entweder aus körpereigenen Verdauungsprozessen, Medikamenten oder Umweltschadstoffen. Ergo: Ohne eine ausreichende Leberfunktion laufen wir nur noch »auf drei Zylindern«.

Glücklicherweise besitzt Selleriesaft ein beachtliches Potenzial, um den Entgiftungsprozess in der Leber anzukurbeln, ohne sie zu überlasten.[25] Zu den natürlichen »Leberschutzmitteln« zählen die im Sellerie enthaltenen ätherischen Öle, Carotinoide, Flavonoide oder Phenole. Die im Selleriesaft reichlich vorhandenen Bitterstoffe sind für die Leber der Startschuss, um mehr Gallenflüssigkeit zu produzieren. Fette Speisen können somit leichter verdaut werden und ein Völlegefühl im Bauch entsteht erst gar nicht.

In Versuchsreihen konnte sogar gezeigt werden, dass Sellerieblätter eine so stark leberschützende Wirkung besitzen, dass die durch das Medikament Paracetamol versursachten Schäden schnell wieder repariert werden konnten.[26] Durch die Gabe von Sellerieextrakt verringerten sich verschiede Marker der Leber wie die Transaminasen (dabei handelt es sich um Enzyme, die als GOT oder GPT bezeichnet werden und unter anderem dann ansteigen, wenn Lebergewebe zugrunde geht) oder die alkalische Phosphatase. Im Rezeptteil bei den Saftvarianten finden

Sie ein Rezept, dass aufgrund der Bitterstoffe Ihre Lebertätigkeit noch mehr ankurbelt (siehe Seite 82).

GUT FÜR DIE NIEREN

Sellerie enthält diverse Wirkstoffe, unter anderem Kalium, die die Nieren anregen, mehr Harn zu produzieren. Somit hat er eine entgiftende Wirkung und hilft dabei, die wasserlöslichen Toxine auszuscheiden. Durch diese Eigenschaft kann er auch der Bildung von Nierengrieß und Nierensteinen vorbeugen.

Detox für den Darm

Die Darmgesundheit ist ein zentrales Thema in vielen naturheilkundlichen Praxen. »Der Tod sitzt im Darm« ist ein viel zitierter Satz, der auf mehrere Heilkundige wie Hippokrates und Paracelsus zurückgehen soll.

Der Darm ist bei Erwachsenen rund acht Meter lang und hat aufgrund seiner Fältelungen und der feinen Darmzotten sowie einem feinen Bürstensaum eine enorme Resorptionsfläche. Saft von Galle und Bauchspeicheldrüse fließen in den Dünndarm, damit Fette, Eiweiße und Kohlenhydrate mit Gallensäure und Verdauungsenzymen weiter aufgespalten werden. Die riesige Schleimhaut des Dünndarms ist in der Lage, Nährstoffe aufzunehmen, von wo sie in alle Bereiche des Körpers gelangen. Hauptaufgabe des Dickdarms ist es, den Nahrungsbrei weiter einzudicken. So ähnlich steht es in den Lehrbüchern. Was darin allerdings selten steht, ist die Tatsache, dass im gesamten Darm ein riesiges Mikrobiom sitzt – wir sprechen hier von etwa 2,5 Kilogramm Darmbakterien –, das die Verdauung und die Gesundheit nachhaltig beeinflusst. Darmbakterien optimieren die Verdauungsfunktion, bauen einige Stoffe ab, sind bei der Entwicklung des Immunsystems mit beteiligt und machen Gifte und Krankheitserreger unschädlich. Mehr als 70 Prozent der körpereigenen Immunzellen sitzen im Darm.

Diese perfekte Symbiose funktioniert aber nur, wenn die etwa 450 verschiedenen Bakterienarten in einem ausgewogenen Verhältnis zueinander stehen. Alles andere wird als Dysbiose bezeichnet und macht sich beispielsweise mit Blähungen, Durchfällen, einer trägen Verdauung bis hin zur Verstopfung bemerkbar. Die Frage, was denn die Darmflora aus dem Gleichgewicht bringen kann, ist berechtigt. Einige Medikamente wie Antibiotika und vor allem eine Ernährung mit einem zu hohen Getreideanteil an Gluten und zu wenigen Milchsäurebakterien können die Darmgesundheit nachhaltig schädigen. Reizdarmsymptome, eine löchrige Darmwand – auch *Leaky Gut* genannt – oder gar chronisch entzündliche Darmerkrankungen können die Folge sein. Und auch bei Autoimmunerkrankungen sollte die Darmgesundheit mit betrachtet werden.

Wenn Sie bereits morgens auf nüchternen Magen Selleriesaft trinken, dann ist der obere Darmabschnitt wenig belastet mit Nahrungsbrei. Die Wirkstoffe des Selleriesaftes treten in direkten Kontakt mit der Schleimhautoberfläche des Darms und den darauf anhaftenden Keimen. Pflanzen sind immer Vielstoffgemische und diese wirken in Synergie erst so richtig effektiv. Selleriesaft enthält, wie Sie bereits wissen, ätherische Öle. Alle ätherischen Öle wirken mehr oder weniger stark antimikrobiell, das heißt, sie sind in der Lage, gegen eine schädliche Keimbelastung im Darm vorzugehen. Der regelmäßige Genuss von Selleriesaft kann potenziell schädliche Bakterien wie auch Darmpilze in Schach halten. Das Mikrobiom ernährt sich wiederum von den Nahrungsbestandteilen. Im Detail wissen wir noch nicht, welche Stoffe genau das Wachstum der »guten Darmbakterien« fördern. Aber so viel ist sicher: Mit einer Ernährung, wie sie heute in den Industrienationen üblich ist, das heißt, mit viel Getreide und Zucker, Farb-, Zusatz- und Konservierungsstoffen, Emulgatoren und in der Mikrowelle erhitzter Nahrung, ist der Darm langfristig überfordert.

Frisch hergestellter Selleriesaft ist nicht erhitzt und besitzt demnach das volle Potenzial seiner Heilkräfte. So ist er ein optimales »Futter« für das Mikrobiom. Für die gesunde Darmflora ist ein leicht saures Milieu lebenswichtig, weil dies optimale Voraussetzungen für probiotische Keime wie Bifidobakterien, *Escherichia coli* und Laktobazillen bietet. Der Selleriesaft enthält Vitamin K und eine Vielzahl sekundärer Pflanzenstoffe wie Luteolin, die die Vermehrung dieser Darmsymbionten fördern.

HERZ UND KREISLAUF ENTLASTEN

In der Traditionellen Chinesischen Medizin wird Sellerie schon seit langer Zeit unter anderem als Mittel gegen Bluthochdruck eingesetzt. Auch hierzulande hat man mittlerweile erkannt, dass das Gemüse das Herz-Kreislauf-System stärkt, den Cholesterinspiegel senkt, die Gefäße weitet und so für einen verbesserten Blutdruck sorgt.

Senkt Cholesterin und Blutfette

»Ihr Cholesterin und andere Blutfette sind erhöht.« Vielleicht haben Sie diese oder ähnliche Worte schon mal von Ihrem Arzt gehört. Der Begriff Blutfette beinhaltet nicht nur das allseits bekannte Cholesterin – das je nach Dichte und Zusammensetzung in mehrere Klassen unterteilt wird, darunter befinden sich das HDL (high density lipoprotein) und das LDL (low density lipoprotein) – sondern auch die Triglyceride, die aus Fettsäuren und Glycerin aufgebaut sind. Das Problem der erhöhten Blutfette kann zum einen in einer zu fettreichen Nahrungsaufnahme, mangelnder Bewegung, bestimmten Grunderkrankungen (Diabetes, Niereninsuffizienz, Schilddrüsenunterfunktion) oder der Einnahme von Medikamenten wie ß-Blockern oder Cortison gründen, ist aber auch ein körpereigenes, da die Leber einen Großteil selbst bildet. Hyperlipidämie – so heißt der Fachbegriff für das Zuviel an Blutfetten – ist ein wichtiger Risikofaktor für die Entstehung von Arteriosklerose. Wenn die Blutgefäße allmählich und schleichend enger werden, drohen Durchblutungsstörungen bis hin zum Herzinfarkt oder Schlaganfall – wobei es da auch andere Theorien zu den Ablagerungen in der Gefäßinnenwand gibt. Beispielsweise können kleinste Entzündungen oder Versorgungsstörungen in der Arterienwand eine Arterienverkalkung auslösen.

Erfreulicherweise kann durch das regelmäßige Trinken des Selleriesaftes eine deutliche Senkung sowohl des Gesamtcholesterins[27] als auch des LDL-Cholesterins (das »schlechte« Cholesterin)[28] und der Triglycerid-Konzentration erreicht werden. Dazu gibt es mittlerweile einige Studien,[29] die alle zu der gleichen Aussage führen. Die Forscher konzentrieren sich gerne auf Monosubstanzen, mit der sie die Wirkung begründen. Für den sekundären Pflanzenstoff Phthalid und das Flavonoid Apigenin konnten sie diese Wirkung mittlerweile bestätigen.[30] Komplexe Stoffgemische wie der Sellerie-Extrakt wirken jedoch auch immer in Synergie. Eine moderate Bewegung und das Einschränken gesundheitlich bedenklicher Nahrungsfette, wie sie beispielsweise im Schweinefleisch aus Massentierhaltung vorkommen, potenzieren die Vorteile des Selleriesaftes sicher noch.

Blutdrucksenkend durch weite Gefäße

Eine Erhöhung des Blutdrucks ist in der westlichen Welt weit verbreitet. Allein in Deutschland gibt es etwa 20 bis 30 Millionen Betroffene. Alle Werte über 140/90 mmHg gelten per Definition als Hochdruck. Die Angabe »mmHg« stammt noch aus früheren Zeiten und bedeutet »Millimeter Quecksilbersäule« – heute werden die Werte digital erfasst. Die erste Ziffer sagt etwas über den Pumpdruck aus, den das Herz im Ruhezustand hat (es handelt sich um den systolischen Druck), und der zweite Wert (der diastolische Wert) zeigt die Minimalleistung des Herzens, wenn es sich nach dem Pumpen zusammenzieht. Wenngleich das Herz tageszeitlichen und belastungsabhängigen Schwankungen unterliegt, führen dauerhaft erhöhte Blutdruckwerte zu verschiedensten Organerkrankungen. Risiken bestehen sowohl für die Herzkranzgefäße, die Nieren, die Augen und das Gehirn. Die Folgen davon können eine Herzschwäche, eine Niereninsuffizienz, eine verminderte Sehleistung oder ein Schlaganfall sein. Um den Blutdruck zu senken, gibt es zahlreiche Möglichkeiten; angefangen von Sport, einer Reduzierung des Gewichts, der Veränderung des Lebensstils mit mehr Ruhe- und Entspannungsphasen, schulmedizinische Medikamente oder auch verschiedene pflanzliche Zubereitungen.

Bei chronisch erhöhtem Blutdruck können Zubereitungen aus Sellerie eine leichte Blutdrucksenkung bewirken und zudem die Wirkung schulmedizinischer Arzneien verbessern.[31] Vermutlich sind einige Bestandteile des ätherischen Öls und verschiedene Mineralien für die blutdrucksenkende Aktivität verantwortlich. Die Kombination aus Magnesium und Kalium und das günstige Verhältnis mit Natrium ist besonders vorteilhaft, da die Mineralstoffe die Blutgefäße entspannen beziehungsweise einen hohen Blutdruck verhindern. Zudem weiten die sekundären Pflanzenstoffe Phthalid und Apigenin die Blutgefäße.[32] Es wirken hier also verschiedene Stoffe in Synergie. Auch die Traditionelle Chinesische Medizin und Ayurveda empfehlen Selleriezubereitungen als Mittel bei Bluthochdruck.

Thrombosen vermeiden

Thrombus ist das griechische Wort für Klumpen oder Pfropf. Damit ist anschaulich erklärt, was bei einer Thrombose passiert: Ein Blutgerinnsel verstopft in der Regel eine Vene. Etwa 60 000 Menschen sind jährlich davon in Deutschland betroffen. Gefürchtet sind mögliche Komplikationen. Löst sich aus den tiefen Bein- und Beckenvenen ein Gerinnsel, wird es mit dem Blutstrom über das Herz in die Lunge verschleppt. Dort verschließt es die Adern der Lunge und es kommt zur Lungenembolie mit Luftnot. Menschen mit erblicher Veranlagung, Bewegungsmangel und generell ältere Menschen gehören zur Risikogruppe. Unter den jüngeren Betroffenen sind vor allem frisch Operierte, Schwangere, Wöchnerinnen und Frauen, die die Pille einnehmen.

Bewegung und eine ausgewogene Ernährung können viel dazu beitragen, dass das Blut im Fluss bleibt. Glücklicherweise besitzt Selleriesaft eine thrombozytenaggregationshemmende Wirkung.[33] Das lange Wort bedeutet nichts anderes, als dass Sellerie das Verkleben der Blutplättchen verhindern kann, wofür Apigenin verantwortlich ist.

Für ein gesundes Herz

Eng mit dem Blutkreislauf verbunden ist die Funktion des Herzens. Grob geschätzt schlägt ein Herz drei Milliarden mal während eines Lebens und bewegt dabei etwa 250 Millionen Liter Blut durch den Körper, um die Gewebe mit Sauerstoff und Nährstoffen zu versorgen. Diese enorme Leistung kann nur ein leistungsfähiger Muskel bewerkstelligen, der, wie im Fall des Herzens, aus drei Schichten aufgebaut ist. Kommt es zu Versorgungsproblemen, hervorgerufen durch zu enge oder verstopfte zuführende Blutgefäße, können Herzmuskelzellen absterben und die ganze Herzfunktion dauerhaft schwächen. Mediziner sprechen dann von einer Herzinsuffizienz, die unterschiedlich ausgeprägt sein kann. Zur Behandlung dieser recht häufigen Erkrankung werden kardiotonische Medikamente verwendet, die die Funktionalität der Herzfasern stimulieren sowie die Herzfrequenz verbessern. Dabei handelt es sich in der Regel nicht um Arzneien zur Selbstmedikation, sondern diese müssen durch den Arzt richtig eingestellt werden. Stark wirkende Substanzen wie Digitalis, Strophanthus und Maiglöckchen und weniger stark wirkende Pflanzen wie der Weißdorn zählen zu dieser Gruppe.

Der Selleriesaft darf per se nicht zu den kardiotonischen Medikamenten gezählt werden. Doch der im Selleriesaft vorkommende hellgelbe Pflanzenfarbstoff Apigenin entspannt selbst große Gefäße wie die Brustaorta und schont damit das Herz.[34, 35] Insgesamt können Sie durch den regelmäßigen Genuss von Selleriesaft von einer leichten herzstärkenden Wirkung ausgehen, was ein langes und aktives Leben verspricht.

STOFFWECHSEL-ERKRANKUNGEN VERBESSERN

Dass Sellerie gegen Rheuma und Gicht eingesetzt werden kann, ist seit Jahrtausenden bekannt. Auch heute hat die Pflanze noch eine große Bedeutung, wenn es um die Behandlung dieser Krankheiten geht. Doch sie kann noch mehr: Durch seine blutzuckersenkende Wirkung kann Selleriesaft Diabetes vorbeugen und lindern.

Rheuma und Gicht bessern

Pflanzliche Zubereitungen wurden schon in alten Zeiten als Naturarznei verwendet, um rheumatische Erkrankungen und die Gicht zu kurieren. Heute zählen Mediziner zum rheumatischen Formenkreis mehrere Hundert Erkrankungen; an der Spitze stehen die entzündlichen Erkrankungen wie Arthritis, gefolgt von den degenerativen Erkrankungen wie Arthrose, Weichteilrheuma und Stoffwechselerkrankungen wie Gicht. Je nach Stadium erfordern all diese Krankheitsbilder eine medikamentöse Therapie, angefangen von nichtsteroidalen Antirheumatika, Schmerzmitteln oder Kortison bis hin zu stark wirkenden Medikamenten, die ein großes Spektrum an Nebenwirkungen haben.

Selleriesaft ist dazu in der Lage, Wassereinlagerungen aus dem Körper zu lösen. Vor allem der besonders hohe Kaliumgehalt hat eine harntreibende Wirkung. 100 Gramm Staudensellerie enthalten um die 300 bis 350 Milligramm Kalium, was knapp 10 Prozent des erforderlichen Tagesbedarfs eines Erwachsenen entspricht. Ein ausgewogener Kaliumhaushalt hängt jedoch auch von der Natrium- und Magnesiumzufuhr ab. Im Fall des Selleriesaftes ist ein ausgewogenes Verhältnis dieser Mineralien gegeben. Somit werden durch den Selleriesaft nicht nur wasserlösliche Toxine ausgespült, sondern auch vermehrt harnpflichtige Substanzen wie die Harnsäure aus dem Körper entfernt. Hinzu kommt die entzündungshemmende Komponente des Selleriesaftes, die bei der Behandlung rheumatischer Erkrankungen eine große Rolle spielt. Mehrere Studien haben bestätigt, dass Selleriesaft rheumatische Erkrankungen lindert. Der Serum-Harnsäurespiegel ließ sich beispielsweise mit einem Sellerieextrakt deutlich hemmen, weshalb einige Forscher Sellerie als ein funktionelles Lebensmittel zur Behandlung der Gicht diskutieren.[36]

Ideal für Diabetiker und Prädiabetiker

Überschreitet die Menge an Traubenzucker im Nüchternblut eine Schwelle von etwa 120 mg/dl, sprechen die Mediziner von Diabetes Typ 2. Trockene Haut, Durst, Müdigkeit und ständiger Harndrang können die ersten Anzeichen sein. Allein in Deutschland gibt es um die sechs Millionen Betroffene, die Prädiabetiker nicht mit eingerechnet. Bei diesen Menschen liegt der Nüchternblutzuckerspiegel mit einem Wert von über 100 mg/dl, jedoch unter 120 mg/dl und damit bereits über der Norm, aber die Schwelle für die Definition Diabetiker ist noch nicht überschritten. Prädiabetiker haben ein erhöhtes Risiko, an Diabetes zu erkranken, sofern sie ihren Lebenswandel nicht ändern. Fatalerweise verursacht Diabetes keine Schmerzen und wird deshalb oft übersehen. Unbehandelt erhöht sich das Risiko für Herzinfarkt und Schlaganfall, Sehstörungen, Nierenschädigungen und Potenzprobleme bis hin zu Amputationen. Medikamente wie Metformin sind keine kausale Therapie und können den Diabetes nicht heilen. Sie erhöhen die Empfindlichkeit des Gewebes für Insulin, hemmen die Zuckerbildung in der Leber und verändern als unerwünschte Nebenwirkungen auch die Zusammensetzung der Darmflora.

Eine ausgewogene Ernährung und Bewegung können sowohl beim manifesten Diabetes als auch beim Prädiabetes viel bewirken. Sowohl Selleriesamen[37, 38] als auch Sellerieblätter[39] haben eine positive Wirkung auf den Blutzuckerspiegel. Sollte der Geschmack von Selleriesaft anfangs für Sie ungewohnt sein, dann geben Sie am besten einen halben säuerlichen Apfel wie einen Boskop mit dazu und erhöhen Sie schrittweise den Sellerie-Anteil. Eine Veränderung des Lebensstils hat einen erstaunlichen Effekt auf den Zustand von Diabetikern. Ähnliche positive Ergebnisse lassen sich durch eine reine Medikamententherapie vermutlich nie erreichen.

KREBSERKRANKUNGEN VORBEUGEN

Ich möchte hier nicht den Eindruck vermitteln, dass Selleriesaft den Krebs besiegen kann. Krebserkrankungen haben fast immer einen multifaktoriellen Hintergrund. Ernährungsfehler, Toxine, UV-Strahlen, bestimmte Infektionen, Traumen und eine genetische Disposition spielen eine Rolle. Pflanzenzubereitungen wie Selleriesaft sind ein preiswerter und leicht herstellbarer Therapiebegleiter, der zudem die Eigenverantwortlichkeit für den Körper stärkt.

Mehrere Studien haben gezeigt, dass der hellgelbe Pflanzenfarbstoff Apigenin, der sich reichlich im Selleriesaft befindet, die Vermehrung mehrerer Krebsarten eindämmen kann.[40] Es sind jedoch noch weitere eingehende Untersuchungen erforderlich, um den Wirkmechanismus und das chemopräventive Potenzial gegen Krebserkrankungen beim Menschen vollständig zu verstehen.

In den Versuchsreihen konnte gezeigt werden, dass unter dem Einfluss von Apigenin, beziehungsweise dem Sellerieextrakt, Krebszelllinien der Brust,[41] der Prostata,[42] des Darms und der Haut (Melanome)[43] sowie Leukämiezellen[44, 45] im Wachstum gehemmt wurden. Auch die zur Versorgung von soliden

Tumoren benötigten Blutgefäße wurden im Wachstum gehindert und damit die Nährstoffzufuhr behindert. Einige Krebsforschungsinstitute wie das National Cancer Institute (NCI) zählen deshalb Sellerie zu den funktionellen Nahrungsmitteln, die präventiv bei der Krebsentstehung eine Rolle spielen können. Doch auch weitere Vitalstoffe des Selleriesafts wie Vitamin C oder Beta-Carotin haben durch ihr antioxidatives Potenzial eine gewisse Krebsschutzfunktion.

Die Wirksamkeit der Chemotherapie steigern

Zur Standardtherapie bei onkologischen Erkrankungen gehört mittlerweile die Gabe von Zytostatika. Diese als Chemotherapie bezeichnete Medikamentengruppe hemmt die Teilung und Vermehrung von Tumorzellen. Die Wirksamkeit von Doxorubicin, ein zur Substanzgruppe gehörendes Anthracyclin und wirksames Chemotherapeutikum zur Behandlung von Leukämien, Lymphomen sowie soliden Tumoren (Brust-, Leber-, Lungenkrebs), erfährt durch den Genuss von Selleriesaft eine gewisse Schutzwirkung.[46] Denn Doxorubicin birgt als Nebenwirkung das Risiko einer Herzschädigung mit einer irreversiblen Herzinsuffizienz.

Besprechen Sie bitte vor der regelmäßigen Anwendung des Selleriesaftes Ihr Vorhaben mit dem behandelnden Arzt oder einem Heilkundigen, der sich gut mit dieser Thematik auskennt. Im Einzelfall gibt es auch bei Pflanzenzubereitungen Wechselwirkungen mit den stark wirkenden Arzneien.

DIE LIBIDO KRÄFTIGEN

Sellerie ist bereits seit Jahrtausenden dafür bekannt, luststeigernd zu sein und gegen Impotenz zu wirken.

Nützlich in den Wechseljahren

Sellerie gehört zu einer Gruppe von Pflanzen, die sogenannte Phytoöstrogene enthalten. Per Definition sind Phytoöstrogene keine Östrogene, sie haben jedoch einen strukturell ähnlichen Aufbau wie die menschlichen Östrogene und können deshalb direkt an die Östrogenrezeptoren binden. Das macht diese Pflanzengruppe zu pflanzlichen Heilmitteln bei leichtem Östrogenmangel, wie er sehr häufig in der späteren Phase der Wechseljahre – also der Altersgruppe 50 bis 55 plus – vorkommt. Das hormonelle Auf und Ab kann eine unregelmäßige Monatsblutung, nächtliches Schwitzen, Trockenheit der Scheide oder Hitzewallungen bedingen. All diese Beschwerden werden mit einem fallenden Östrogenspiegel in Verbindung gebracht. Klären Sie vor der Einnahme pflanzlicher Zubereitungen bitte immer die Ursachen ihrer Beschwerden ab, da gegebenenfalls auch andere Grunderkrankungen hinter diesen stecken können.

Für jede Phase und Lage im Leben einer Frau gibt es heilsame Kräuter und Pflanzenzubereitungen. Besonders das im Sellerie enthaltene ß-Sitosterol hat wie die Gruppe der Östrogene eine steroidale Grundstruktur und kann einen Östrogenmangel etwas anheben. Eine pflanzenreiche und vollwertige Ernährung bedingt generell eine vermehrte Aufnahme von Phytoöstrogenen. Der regelmäßige Genuss von Selleriesaft kann dabei helfen, diese Stoffe über die Nahrung aufzunehmen. Und auch viele weitere gesundheitsfördernde Inhaltsstoffe des Selleriesafts wie Vitamine, Mineralien, Antioxidantien und weitere sekundäre Pflanzenstoffe sind in Zeiten hormoneller Umstellung, wie sie physiologisch in den Wechseljahren geschieht, gut für das Wohlbefinden der Frau. Beachten Sie jedoch, dass auch pflanzliche Zubereitungen mit einer Wirkung auf das Hormonsystem eine ohnehin schon starke Menstruation verstärken können. Weniger der Selleriesaft, jedoch die Samen von Sellerie waren schon in alten Zeiten ein bekanntes Mittel, um eine schwache Blutung zu fördern oder eine Periode einzuleiten, und Bestandteil von Abtreibungscocktails.[47]

Natürliches Aphrodisiakum

Wenn eine Pflanze den Volksnamen »Stehsalat« trägt, dann lässt das auf Potenz und Fruchtbarkeit schließen. Tatsächlich zählt Sellerie zu den bekanntesten Aphrodisiaka[48] auf dem europäischen Kontinent. Selleriezubereitungen waren schon früh Bestandteil von Liebestränken. Unsere Altvorderen kannten die potenzfördernde Wirkung der Gemüsepflanze und besangen sie in Liedern und Volksreimen, denn sie wussten, dass sie die Liebesglut anfacht und die Geschlechtsorgane stärkt. »Ich koch ihm täglich Eier und Sellerie-Salat, es bleibt die alte Leier, mein Mann ist stets malad«,[49] so beklagten sich die Oberpfälzer Frauen, wenn die erhoffte aphrodisierende Wirkung des Selleries ausblieb.

Heute gehören Unfruchtbarkeit und unerfüllter Kinderwunsch zu den immer häufiger werdenden Anforderungen in schulmedizinischen wie auch naturheilkundlichen Praxen. Bis zu 15 Prozent aller Paare sind davon betroffen, Tendenz steigend. Die Therapie-Optionen sind vielfältig und würden den Rahmen dieses Buches sprengen. Es ist jedoch bestätigt, dass einige Substanzen im Sellerie bei Männern die Spermatogenese fördern und sich Sellerie positiv auf die Hoden- und Geschlechtsregeneration auswirkt.[50, 51] Lediglich hohe Gaben von isolierten Stoffen des Selleries wie Apigenin können eine hemmende Wirkung auf die Fruchtbarkeit auslösen. Dies wird jedoch durch den regelmäßigen Genuss von Selleriesaft nicht erreicht. Der Sellerieblattextrakt verbessert außerdem nicht nur die Spermatogenese, sondern weitere Fruchtbarkeitsparameter.[52] Zudem ist der Selleriesaft ein starkes Antioxidans. Antioxidantien sind in der Lage, Zellmembranen zu schützen und wirken zudem auf die hormonelle Achse Hypothalamus – Hypophyse – Hoden ein, was die Spermienzahl und -qualität fördert.[53] Wem diese Darstellung zu nüchtern und zu wissenschaftlich ist: Selleriesaft macht vor allem bei Männern Lust auf die Lust und verbessert deren Spermienqualität sowie die Spermienbildung.

DIE NERVEN STÄRKEN

Selleriesaft ist perfekt für Ihre Nerven, denn er wirkt beruhigend, hilft bei Nervosität, erhöht die Lernfähigkeit und fördert einen gesunden Schlaf. Und weil das noch nicht genug des Guten ist, kann er sogar unterstützend bei der Behandlung neurodegenerativer Erkrankungen eingesetzt werden.

Beruhigung für das Nervensystem

Bereits Hippokrates rühmte die Selleriepflanze als heilsame Nahrung bei überstrapazierten Nerven, und in alten Schriften findet man hin und wieder den Hinweis, Sellerie als Lernmittel für Studierende zu verwenden. Wie Sie im Rezeptteil lesen, sollten Sie den Selleriesaft am Morgen und auf nüchternen Magen trinken. Falls Sie jedoch Ihr Nervensystem abends beruhigen wollen, können Sie etwa eine Stunde vor dem Schlafengehen zusätzlich ein Glas Selleriesaft trinken. Dann bleibt ausreichend Zeit, um vor dem Schlafen nochmals die Toilette aufzusuchen, denn bei vielen Menschen wirkt Selleriesaft etwas harntreibend.

Die ätherischen Öle des Selleries haben eine schwach sedierende Wirkung, was den Schlaf fördert und die Nerven beruhigt, aber auch die Behandlung von depressiven Phasen[54] unterstützt. Der Mineralstoff Magnesium und der Komplex an B-Vitaminen unterstützen zusätzlich die regulierende Wirkung auf das zentrale Nervensystem. Zur Prüfungsvorbereitung kann ich Selleriesaft nur empfehlen. Das Zusammenspiel seiner zahlreichen Komponenten stärkt die Konzentration und hilft dabei, mit dem Prüfungsstress besser umzugehen.

Hilfe bei neurodegenerativen Erkrankungen

Neurodegenerative Erkrankungen, also Erkrankungen wie Parkinson und Alzheimer, bei denen Nervenzellen zerstört werden, werden von manchen Wissenschaftlern als unheilbar eingeschätzt. Als ganzheitlich denkende Therapeutin habe ich mit solchen Aussagen grundsätzlich ein Problem, denn es kommt immer mal wieder zu Genesungsprozessen. Die therapeutischen Strategien sind umfangreich, individuell und zugegeben nicht immer mit Erfolg gekrönt.

Das regelmäßige Trinken von Selleriesaft kann einer der vielen Bausteine in der Behandlung sein, die bei Erkrankungen wie Alzheimer[55] und Parkinson[56] hilfreich sind. Freie Radikale und oxidativer Stress sind bei neurodegenerativen Erkrankungen so gut wie immer ein Faktor, der das Fortschreiten begünstigt, und antioxidative Eigenschaften hat Selleriesaft genug. Es wird diskutiert, ob Sellerie durch die antioxidativen Effekte das Potenzial besitzt, die auf den Neurotransmitter Dopamin reagierenden Nervenzellen zu verbessern. Ein Verlust dieser Nervenzellen zeigt sich beispielsweise in der Krankheit Morbus Parkinson.

DIE ATMUNG ERLEICHTERN

Die entzündungshemmenden Eigenschaften des Selleries können bei Erkältungskrankheiten wie einer Bronchitis und sogar bei Asthma für Linderung sorgen.

Den Schleim verflüssigen

Entzündete Schleimhäute der Bronchien werden Bronchitis genannt. Durch den Hustenreiz kann ein Wundgefühl im Brustbereich entstehen, häufig gibt es Zusatzsymptome wie Schnupfen, Hals-, Kopf- und Gliederschmerzen. Je nach Immunstatus klingt eine Bronchitis mehr oder weniger schnell ab, manchmal wird sie chronisch. Auslöser dieser recht häufigen Erkrankung sind in der Regel Viren. Kaltes Wetter, trockene Luft und Luftschadstoffe begünstigen nochmals das Auftreten einer Bronchitis.

Auch bei Bronchitis kann von der heilsamen Wirkung des Selleriesafts auf das Immunsystem profitiert werden. Wenn Sie Selleriesaft als Hustenmittel verwenden möchten, können Sie einen Teelöffel flüssigen Honig in guter Qualität hinzugeben. Unter guter Qualität verstehe ich Honige aus biologischer Herkunft und solche, die möglichst nicht mit Wärme vorbehandelt wurden, da durch diesen Prozess Enzyme unwirksam werden. Die Zugabe von Honig bei Kräuterarzneien hat sich bei Erkrankungen der Atemwege schon seit vielen Generationen bewährt, denn diese zusätzliche Komponente verflüssigt den Schleim und er kann leichter abgehustet werden. Nehmen Sie den Selleriesaft morgens mit Honig zu sich und trinken Sie anschließend Kräutertees mit Lindenblüten oder Thymiankraut.

Weniger Luftnot bei Asthma

Sellerie-Zubereitungen werden in einigen traditionellen Medizinsystemen zur Begleitbehandlung bei Asthma verwendet. Der Begriff *Asthma* stammt aus dem Griechischen und bedeutet Beklemmung. Und genau das drückt sich in der Krankheit aus. Bei einem Asthmaanfall kommt es zu einem pfeifenden Atemgeräusch, Enge in der Brust und Kurzatmigkeit. In der Regel schaffen es die Betroffenen nicht, eingeatmete Luft wieder auszuatmen. Oft werden die Beschwerden durch bestimmte Auslöser hervorgerufen oder erschwert und nicht selten findet der Asthmaanfall in den frühen Morgenstunden statt. Krämpfe in den Bronchien gehören zum Beschwerdebild. Damit es erst gar nicht zu Verkrampfungen kommt, beziehungsweise diese deutlich gemindert werden, braucht es Magnesium und B-Vitamine und zudem Substanzen, die den oxidativen Stress mindern. All diese Eigenschaften sind im Selleriesaft vorhanden, weshalb die traditionelle Verwendung von Sellerie-Zubereitungen bei Asthma als Begleittherapie durchaus Sinn macht.

SCHÖNHEIT UND ANTI-AGING

Sellerie gilt mittlerweile als Superfood, weil er ein natürliches Diuretikum ist und überschüssiges Wasser aus dem Körper entfernt. Und da er praktischerweise auch noch das Hautbild verbessert, für dichtes Haar sorgt und straffend wirkt, ist er das perfekte Schönheitsmittel schlechthin.

Schöne Haut, volles Haar und Anti-Aging

Wenn Sie nun alle Anwendungsbeispiele gelesen haben, wird ersichtlich, dass Selleriesaft eine Vielzahl gesundheitsfördernder Eigenschaften besitzt. Er hemmt Entzündungen, stärkt das Immunsystem, entgiftet und entwässert, versorgt den Körper mit einer Vielzahl an Vitaminen, Mineralien und sekundären Pflanzenstoffen. All das braucht die Haut, denn Schönheit kommt von innen. Akne und Pickel werden sich kaum noch ausbreiten können, insgesamt wird das Hautbild verbessert, die Haut wird glatter und faltenfreier, und durch seine Antioxidantien schützt Selleriesaft die Haut vor schädlicher UV-Strahlung. Etwa 15 Minuten Sonnenbestrahlung pro Tag sind nötig, um ausreichend Vitamin D zu bilden. Es geht also wie immer um ein vernünftiges Mittelmaß.

Die Vielzahl von Antioxidantien, Mineralien und Spurenelementen im Selleriesaft sorgt für dichtes Haar und lässt Mangelerscheinungen gar nicht erst aufkommen, was sich auch in Nägeln ohne Rillen und Dellen zeigt. Kurzum: Selleriesaft ist ein wahres Anti-Aging-Mittel.

GUT ZU WISSEN

Der regelmäßige Genuss von Selleriesaft kann das Hautbild so verbessern, dass weniger Cellulite entsteht. Die unschönen Dellen auf der Haut bilden sich gerne auf den Oberschenkeln.

Selleriesaft als Diätbegleiter

Wer hat sich nicht schon durch den Dschungel erfolgsversprechender Diäten geschlagen? Einseitige Diäten führen fast immer zu kurzfristigen Erfolgen, die sich nach der Beendigung wieder relativieren. Ein mit allen Nährstoffen versorgter Mensch wird weder zu dick noch zu dünn sein. Allerdings gibt es individuelle Konstitutionstypen, die sich weder dauerhaft ändern lassen noch sollten Sie Ihren Körper dahin gehend trimmen.

Was hat es nun aus ernährungsphysiologscher Sicht mit dem Selleriesaft auf sich? Staudensellerie ist wie fast alle Gemüse fettarm und wasserreich. Somit ergeben sich nur etwa

15 Kilokalorien auf 100 Gramm des Gemüses. Diesen niedrigen Energiegehalt finden Sie auch bei einigen anderen Gemüsen wie beispielsweise der Gurke. Daraus zu schließen, dass Selleriesaft bei einer Diät das ideale Getränk ist, reicht mir nicht aus.

Doch Selleriesaft ist ein basisches Getränk und hat zudem die Funktion eines natürlichen Diuretikums. Überschüssige Wassereinlagerungen lösen sich aus dem Gewebe und werden über den Harn ausgeschieden. Der Körper neigt unter anderem dazu, dann vermehrt Wasser einzulagern, um schädigende Säuren und Toxine zu »verdünnen«. Diese gelangen durch eine säurelastige Ernährung mit viel Weißmehl, Zucker, Softgetränken oder Schweinefleisch in den Körper und die Toxinquellen sind mittlerweile so zahlreich geworden, dass es uns gar nicht bewusst ist, weil viele von ihnen weder sichtbar noch riechbar sind. Bei Nikotin, Alkohol und den zahlreichen leberschädigenden Medikamenten ist uns das vermutlich noch klar; dass Konservierungsstoffe, Emulgatoren, Farbstoffe und Geschmacksverstärker in der Nahrung, mit Schadstoffen behandelte Kleidung oder mit Chemie behandelte Möbel, Elektrosmog und Luftpartikel über die Haut oder die Atmung in den Körper gelangen, verdrängen wir aber oft aus dem Bewusstsein.

Der Körper vergisst jedoch nie und lagert all die Stoffe ins Bindegewebe ein, die er nicht über die Haut, die Leber oder die Nieren ausscheiden kann. Dort sind sie gut aufgehoben, weil sie die lebenswichtigen Organe nicht belasten. Übergewicht hat nicht zwingend etwas mit kalorienreicher Ernährung und zu wenig Bewegung zu tun. Die Gründe dafür sind vielfältig. Hormonstörungen oder auch eine Toxinbelastung kommen in Frage. Das wird leider oft vergessen. Und um wieder auf den Selleriesaft zurückzukommen: In guter Bioqualität – das bedingt auch, dass er möglichst frei von Schadstoffen ist – ist er durch seine Vielzahl an Vitaminen, Mineralien, Spurenelementen und sekundären Pflanzenstoffen in der Lage, Säuren zu neutralisieren sowie Schadstoffe zu binden und vor allem über die Nieren, aber auch über die Leber auszuscheiden. Ergo: Durch den regelmäßigen Genuss von Selleriesaft werden Sie nicht nur dauerhaft schlanker, sondern auch gesünder – vorausgesetzt, Ihr Konsum an Genussmitteln hält sich in Maßen und Ihre Ernährung ist ausgewogen. Aber Sie werden ohnehin weniger Heißhunger auf Süßes haben, denn durch das Glas Selleriesaft am Morgen stellt sich ein natürliches Sättigungsgefühl ein und zudem bleibt der Blutzuckerspiegel konstant.

3

Rezepte für Selleriesaft

Nun kommen wir endlich zu dem Teil, der Sie wahrscheinlich am meisten interessiert: dem Selleriesaft selbst. Lesen Sie hier zunächst Wissenswertes über den Sellerie, den Sie für den Saft verwenden, entdecken Sie, wie der Saft am besten hergestellt wird, und schauen Sie sich dann bei den köstlichen Rezepten um, bei denen sicher auch für Sie einige Köstlichkeiten dabei sind.

RICHTIG EINKAUFEN, ZUBEREITEN UND TRINKEN

Bevor wir zum eigentlichen Rezeptteil für den Selleriesaft übergehen, möchte ich zunächst einige Fragen klären, die mir immer wieder in Bezug auf Sellerie gestellt werden.

Wo kaufe ich Staudensellerie?

Verwenden Sie für die Zubereitung des Staudenselleries immer frische Ware oder bauen Sie die Pflanze im eigenen Garten an. Wenn möglich, sollten Sie Bioware verwenden, da konventionell angebauter Sellerie mitunter viel Nitrat speichert.[57] Zwischen Juni und Oktober ist Saison, da sollten Sie die grünen Stangen fast überall in den Läden oder auf dem Markt bekommen. Falls es keinen biologischen Sellerie im Markt um die Ecke gibt, ist die zweitbeste Variante, konventionell angebauten Sellerie zu kaufen, diesen gründlich mit lauwarmen Wasser abzuwaschen und die Stangen mit einem Geschirrtuch abzutrocknen, um eventuell anhaftende Spritzmittel zu entfernen.

Warum soll ich das Gemüse roh verwenden?

Durch Wärmebehandlungen wie beispielsweise Kochen, Blanchieren oder Dämpfen kommt es zum Verlust hitzeempfindlicher Vitamine. Durch das Erhitzen würden auch einige heilwirksame sekundäre Pflanzenstoffe wie die Flavonoide erheblich verloren gehen.[58, 59]

Zu guter Letzt spielt der Faktor Enzyme eine bedeutende Rolle. Das sind Eiweiße, die im menschlichen Körper als Katalysatoren fungieren und biochemische Prozesse erst ermöglichen. Um es einmal weniger medizinisch auszudrücken, sind Enzyme Booster, die Verdauungs- und Stoffwechselprozesse beschleunigen und dafür sorgen, dass körperfremde Stoffe aus der Nahrung in körpereigene Stoffe verwandelt werden können. Enzyme sind jedoch hitzeempfindlich und werden bereits ab etwa 45 °C zerstört. Ein Saft aus rohem Gemüse ist eine der besten Enzymquellen.

Wann und wie viel Saft soll ich trinken?

Am besten trinken Sie den Selleriesaft morgens auf nüchternen Magen. Je nach Körpergröße und Gewicht sollten Sie zwischen 350 und 500 Milliliter Selleriesaft trinken. Das entspricht der Menge eines mittleren bis eines großen Bundes Staudensellerie beziehungsweise zwei kleinen Bunden vom Staudensellerie. Kleine, zierliche Frauen brauchen deutlich weniger Reize und Input als beispielsweise Männer mit einem hohen Gewicht von etwa 100 Kilogramm. Die Mengenangaben im Rezeptteil gelten generell für Erwachsene, für Kinder gibt es gesonderte Hinweise.

Interessanterweise hält das Sättigungsgefühl einige Stunden an und den vitalisierenden Effekt spüren Sie bereits nach wenigen Minuten. In dieser Zeit durchwandert der Saft den Verdauungstrakt und die Entgiftungs- und Stoffwechselprozesse können starten. Mit einem gefüllten Magen oder Dünndarm würden die Vorzüge des Selleriesaftes deutlich vermindert werden. Sollten Sie in den Vormittagsstunden körperlich und geistig leistungsfähig sein müssen, können Sie nach 30 bis 45 Minuten ein Frühstück verzehren, denn dann hat der Saft seine Reise durch den Verdauungstrakt bereits begonnen. Falls es für Sie nicht möglich ist, den Selleriesaft morgens zu trinken, können Sie ihn zu jeder Tageszeit mit einem zeitlichen Abstand von etwa einer Stunde zu den Mahlzeiten trinken.

Wie schmeckt purer Selleriesaft?

Reiner Selleriesaft schmeckt deutlich milder, als Sie das möglicherweise erwarten. Er hat nicht das Kräuteraroma, wie Sie es vielleicht von grünen Smoothies kennen, sondern schmeckt angenehm nach Gemüse, ist etwas salzig und hat je nach dem Anteil von Blättern und Herkunft eine etwas bittere Note.

Kann ich Selleriesaft bevorraten?

Ich rate nicht dazu, den Saft zu bevorraten, schon gar nicht in Plastikgeschirr, denn daraus lösen sich oftmals hormonaktive Stoffe. Zudem gehen durch die Lagerung schnell Vitamine verloren. Am wirkungsvollsten ist der Saft, wenn Sie ihn gleich genießen. Das ist also die erste und beste Wahl der Zubereitung.

Manchmal gibt es jedoch Gründe, sich Vorräte anzulegen. Dann sollten Sie den Saft in einem ausgekochten Marmeladenglas oder einem Einmachglas mit Deckel längstens 24 Stunden im Kühlschrank aufbewahren. Den Saft einzufrieren und ihn bei Bedarf aufzutauen, ist die schlechteste Variante der Bevorratung, auch geschmacklich gibt es dann Einbußen.

Eine andere Möglichkeit, um morgens für die Zubereitung Zeit zu sparen, ist, abends den Sellerie schon mal zu putzen und vorzuschneiden und dann in einem Glasgefäß mit Deckel über Nacht im Kühlschrank zu lagern.

Wo gibt es Selleriesaft zu kaufen?

Gleich vorweg: Frischen und unerhitzten Selleriesaft gibt es nirgends zu kaufen. Allenfalls bietet die Saftbar um die Ecke auf ihrer Karte frischen Selleriesaft an. Um in den Handel zu kommen, müsste der Selleriesaft aus Gründen, die die Lebensmittelverordnung vorschreibt, vor der Abfüllung erhitzt werden. Alle hitzeempfindlichen Inhaltsstoffe würden dadurch entweder stark verändert oder ganz verlorengehen. Beispiele dafür sind Vitamin C oder die Folsäure, also Vitamin B9. Es lohnt sich, sich einen Entsafter zuzulegen.

Welche Teile werden zu Saft verarbeitet?

Sie können sowohl die Blätter als auch die Stangen zu Saft verarbeiten. Die Stangen schmecken etwas milder, die Blätter manchmal etwas bitterer. Die Stangen werden gleich unten an der Knolle über der Schnittstelle abgeschnitten. Eventuelle Reste von Erde oder andere Verunreinigungen waschen Sie mit fließendem Wasser ab. Nehmen Sie den Sellerie vor dem Entsaften für einige Zeit aus dem Gemüsefach des Kühlschranks. Bei Zimmertemperatur schmeckt der Saft angenehmer und ist zudem vor allem für Magenempfindliche leichter bekömmlich.

Warum werden die Fasern und Ballaststoffe nicht verzehrt?

Entsaften bietet generell ein paar tolle Vorteile gegenüber dem Verzehr mit Fasern. Säfte sind eine geschickte Zubereitungsform, um Vitamine, Mineralien sowie die vielen sekundären Pflanzenstoffe mit ihren Vorteilen für die Gesundheit von den Ballaststoffen zu trennen. Letztere erfordern eine ordentliche Arbeit für den Darm. Sogenannte Darmschwächlinge begegnen mir immer häufiger in der Praxis. Der nicht sehr medizinische Ausdruck soll verdeutlichen, dass Fehlbesiedelungen des Darms und eine eingeschränkte Verdauungsleistung deutlich zunehmen. Durch Säfte wird das Verdauungssystem entlastet und die Nährstoffe gelangen sehr schnell in die Blutbahn und damit in die Zellen.

Können unerwünschte Nebenwirkungen entstehen?

Gleich vorweg: Staudenselleriesaft ist ein wunderbareres Naturheilmittel. Aber wie alle anderen Kräuter ist er nicht für alle Menschen gleichermaßen zuträglich:

Zu Beginn einer Selleriesaft-Kur beginnt eine Stoffwechselumstellung, die eine Erstverschlechterung der Beschwerden bedingen kann. Der Darm kann sich durch den Detoxprozess plötzlich entleeren, denn es ist eine natürliche Körperreaktion, schädigende Stoffe möglichst schnell aus dem Körper hinauszubefördern. Möglicherweise verschlimmert sich das ohnehin schon unreine Hautbild oder Sie bekommen Kopfschmerzen. Davon sollten Sie sich jedoch nicht abschrecken lassen, denn diese Reaktion gibt es auch beim Basenfasten und anderen stoffwechselaktivierenden Kuren. Sollten die Beschwerden länger als einige Tage anhalten, kontaktieren Sie bitte einen naturheilkundlich arbeitenden Arzt oder Heilpraktiker. Bei Kopfschmerzen ist es wichtig, viel artesisches Wasser nachzutrinken, damit die Ausscheidung wasserlöslicher Toxine über die Nieren in Gang kommt. Ihre Nieren sollten also gut funktionieren. Wenn dies nicht gegeben ist, dann befragen Sie bitte schon vor Beginn der Kur einen naturheilkundlich arbeitenden Arzt oder einen Heilpraktiker. Möglicherweise können Zubereitungen aus der Goldrute oder andere nierenanregende Substanzen Ihre Nierentätigkeit wieder in Schwung bringen.

Wenn Sie unerwünschte Reaktionen vermeiden möchten, sollten Sie mit einer kleinen Menge von etwa 100 Millilitern beginnen und allmählich die Saftmenge steigern. Finden Sie das individuelle Tempo Ihres Körpers, bis Sie die gewünschte Saftmenge ohne Probleme vertragen. Mehr als 500 Milliliter Saftmenge täglich sollten es jedoch nicht sein – was in etwa dem Saft von einer großen oder zwei kleinen Stauden entspricht.

Wegen der harntreibenden und damit leicht nierenreizenden Wirkung sollten Sie Selleriesaft bei akuten Nierenentzündungen nur verdünnt und nicht kurmäßig trinken. (Hinweis: Die Einnahme der noch wirksameren Samen und deren Zubereitungen ist bei akuten Nierenerkrankungen kontraindiziert.[60]) Unter einer Kur verstehe ich einen Zeitraum von etwa vier bis sechs Wochen. Bei einer leichten Insuffizienz der Nieren können Sie den Selleriesaft jedoch ohne Bedenken genießen.

Falls Sie zu den seltenen Sellerieallergikern gehören, ist auch Selleriesaft für Sie ungeeignet. Kreuzallergien kommen vor allem bei Birken- und Beifußallergikern[61, 62] vor. Die spezifischen Allergiesymptome reichen von Nesselsucht, Ödemen der Haut und Schleimhäuten, Atemproblemen bis hin zum Kollaps.

Staudenselleriekraut enthält Furanocumarine. Der Gehalt ist schwankend und erhöht sich stark durch die steigende Intensität der Sonnenbestrahlung[63] oder durch Pilzbefall mit *Sclerotinia sclerotiorum*. Gelangen Furanocumarine auf die Haut und wird diese Hautregion anschließend mit Sonnenlicht oder den UV-A-Strahlen von Solarien beschienen, kann sich bei empfindlichen Menschen die Lichtempfindlichkeit der Haut verstärken. In extremen Fällen kommt es bis zur Bläschenbildung der Haut, was aber vermutlich nur für all jene relevant ist, die täglich und über eine längere Zeit mit dem Kraut in Berührung kommen. Beispielsweise sind Erntehelfer häufiger von einer phototoxischen Reaktion betroffen.

Hinweise für Schwangere und Stillende

In den alten Schriften ist vermerkt, dass Sellerie-Zubereitungen zur Förderung der Menstruation und der Wehentätigkeit verwendet wurden. Es geht leider nicht klar hervor, welche Pflanzenteile gemeint sind. Vermutlich handelt es sich jedoch um die Sellersiesamen, die in ihrer Wirkung bedeutend stärker sind als das Kraut. Wenn Sie hin und wieder ein Glas Selleriesaft während der Schwangerschaft und Stillzeit trinken, werden Sie von den Vitalstoffen profitieren. Eine gesunde Ernährung ist vor allem in Schwangerschaft und Stillzeit von Bedeutung, da Sie zusätzliche Nährstoffe brauchen.

Sollten Sie jedoch schwanger sein und zu vorzeitigen Wehen neigen, könnte der Genuss des Selleriesaftes für sie nachteilig sein. Ich würde Schwangeren und Stillenden grundsätzlich von einer Selleriesaftkur abraten, da durch den Detoxprozess Toxine aus den Geweben gelöst werden und so in die Blutbahn oder Muttermilch geraten können. Und auch für alle anderen gilt: »Die Dosis macht das Gift.« Eine Kur über vier bis sechs Wochen mit dem Selleriesaft kann Ihre Gesundheit erheblich verbessern. Doch dann sollten Sie eine Pause von mehreren Wochen einlegen, ehe Sie erneut mit der Selleriesaftkur starten.

SELLERIESAFT SELBST HERSTELLEN

Wie stelle ich Selleriesaft selbst her? Welche Geräte benötige ich und wie muss ich das Gemüse vorbereiten? Das erfahren Sie in den folgenden Abschnitten.

Zubereitung mit dem Entsafter

Am einfachsten ist die Zubereitung mit einem leistungsfähigen Entsafter. Bitte beachten Sie, dass je nach Modell die hergestellte Saftmenge um bis zu 200 Milliliter und mehr variieren kann, da die Saftausbeute geräteabhängig ist und sich deutlich unterscheidet. Der Markt bietet mittlerweile eine Vielzahl von Produkten an. Grob unterscheidet man zwischen Zentrifugalentsafter und Slow-Juice-Entsaftern. Die Preisunterschiede sind erheblich: Slow-Juice-Entsafter haben einen stolzen Preis, sind jedoch noch leistungsfähiger, bergen nicht die Gefahr einer Wärmeentwicklung und haben dadurch eine höhere Saftqualität und auch einen höheren Saftertrag.

Zur Vorbereitung sollten Sie die Stangen lediglich waschen, je nach Modell Ihres Entsafters in vier bis zehn Zentimeter lange Stücke schneiden und mitsamt den Blättern in den Einfüllschacht des Entsafters geben und dann mit dem dazugehörigen Stopfer nach unten drücken. Binnen weniger Sekunden fließt bereits der grasgrüne Saft in den Auffangbehälter ein. Erst wenn kein Saft mehr aus dem Saftauslass tropft, ist der Entsaftungsvorgang abgeschlossen. Die Vorbereitungszeit fürs Waschen und Putzen braucht nur wenige Minuten, der Entsaftungsvorgang an sich nicht länger als drei Minuten, lediglich das Reinigen des Gerätes kann einige Zeit in Anspruch nehmen.

Ob Sie den Trester auf den Kompost werfen, damit neue Pflanzen prächtig wachsen können, oder ob Sie ihn mit geriebenen Möhren zu Gemüsetalern verarbeiten oder andere Gerichte daraus zubereiten, überlasse ich Ihnen. Sie können den Trester auch trocknen und als Ersatz für Salz verwenden.

Zubereitung im Mixer

Falls Sie keinen Entsafter haben, können Sie etwa zwei Zentimeter große Selleriestücke inklusive der Blätter in einen leistungsfähigen Mixer geben, die Stücke fein pürieren und den Gemüsebrei anschließend durch einen Leinensack oder Nussmilchbeutel drücken. Sollte die Konsistenz sehr breiig werden, dann geben am besten 100 Milliliter artesisches Wasser hinzu.

Die Zubereitung im Mixer macht etwas mehr Arbeit und kostet mehr Zeit, jedoch ist das Ergebnis ähnlich gut. Eine weitere Variante, die Stücke mit dem Pürierstab zu mixen und das Gemisch anschließend durch den Nussmilchbeutel zu drücken, funktioniert zwar auch, doch entsteht weniger Saft. Diese Variante ist eher dazu gedacht, den Selleriesaft zu testen. Wenn Sie die Vorteile erfahren haben, werden Sie vermutlich ohnehin in einen Entsafter investieren.

Pur oder gemischt?

Selleriesaft wirkt am effektivsten, wenn Sie ihn pur trinken. Die Zugabe von Früchten oder anderen Gemüsen verändert etwas die Wirkung, was in einigen Fällen durchaus erwünscht ist. Deshalb finden Sie im Anschluss weitere Saftvarianten mit Vorzügen für Ihre Gesundheit.

GETROCKNETER SELLERIE-TRESTER ALS KRÄUTERSALZ-ERSATZ

Sellerie schmeckt an sich schon sehr würzig und leicht salzig. Durch den Trocknungsprozess erhöht sich der Salzgeschmack, weshalb Sie den getrockneten Trester als Salzersatz verwenden können. Das geht so:

1. Den Trester auf ein Backblech mit Backpapier streichen oder das Backpapier auf die Größe des Dörrautomaten zuschneiden, falls Sie diesen verwenden. Je dünner die Tresterschicht ist, desto rascher ist der Trocknungsprozess beendet. Wie lange die Trocknung dauert, hängt stark von dem Gerät ab, mit dem Sie den Saft zubereitet haben. Tendenziell ist der Feuchtigkeitsgehalt bei Slow-Juicern deutlich niedriger als bei herkömmlichen Entsaftern. Somit kann die Trockenphase einige Stunden dauern.
2. Stellen Sie den Backofen auf 100 Grad ein und nehmen Sie das Backblech heraus, wenn die Gemüsestückchen so weit trocken sind, dass sie rascheln.

Mein Entsafter trestert das Gemüse relativ klein, weshalb es getrocknet die Größe eines groben Meersalzes bekommt. Möchten Sie das Selleriesalz weniger grob haben, dann können Sie es mit einem Mixer bis zur gewünschten Größe zerkleinern.

SAFTVARIANTEN – MEDIZIN UND GENUSS

Wenn Sie Ihren Selleriesaft nicht pur trinken möchten, etwas Abwechslung wünschen oder auch für Ihre Familie zubereiten, sollten Sie sich einmal die folgenden Saftvarianten ansehen – bei den köstlichen Getränken ist für jeden Geschmack etwas dabei.

Für alle, die sich erst an den Geschmack gewöhnen müssen

Purer Selleriesaft entspricht im Geschmack nicht dem Mainstream. Vor allem die Bitterstoffe schmecken zunächst ungewöhnlich. Dabei hatten viele Gemüsesorten in früheren Zeiten einen hohen Bitteranteil. Die Bitterstoffe aktivieren die Leber, was zu einer besseren Verdauung führt. Die Saatguthersteller haben jedoch in den letzten Jahrzehnten vermehrt in die Zuchtsorten vieler Gemüse eingegriffen und die Bitteranteile allmählich reduziert, weil viele Menschen den Geschmack nicht mögen. Um sich wieder an die bitteren Stoffe zu gewöhnen, können Sie anfangs einen halben Apfel mit in den Mixer geben und täglich den Sellerieanteil etwas erhöhen.

Mit zwei Basendrinkvarianten entsäuern

Ein basischer Saft ist das ideale Getränk, um bei einer akuten wie auch chronischen Übersäuerung dem Körper basische Stoffe zuzuführen. Chronisch übersäuert sind eigentlich alle Menschen mit Erkrankungen aus dem rheumatischen Formenkreis (zu dem mehrere Hundert Erkrankungen zählen), aber auch fast alle mit einem Autoimmungeschehen, Diabetiker, Krebskranke und jene, die einen hohen Anteil an Weißmehl, Zucker, Schweinefleisch oder auch Fertiggerichte zu sich nehmen. Alkohol, Stress oder Rauchen verstärken die Säurelast. Die Folgen einer Übersäuerung sind chronische Müdigkeit, schlechte Haut beziehungsweise eine schnelle Hautalterung, Kopfschmerzen, Cellulite und mehr.

Es muss nicht immer das Basenpulver aus der Apotheke sein, um die »Sünden« wieder aufzuheben. Ein paar Änderungen im Lebensstil und morgens ein basischer Gemüsesaft getrunken können da wahre Wunder bewirken. Dabei ist der Selleriesaft an sich ja schon basisch, da er reichlich Mineralien und Spurenelemente liefert. Sie können aber auch die folgenden Varianten wählen.

Basendrinkvariante 1

ZUTATEN

3 Stangen Staudensellerie
1 große bzw. 2 kleine Möhren
1 kleiner Sommer- oder Winterrettich
Etwas Zitronensaft

1. Das Gemüse in Stücke schneiden und alles zusammen in den Entsafter geben.
2. Mit einem Spritzer Zitronensaft abschmecken und den so gewonnenen Gemüsesaft über einen Zeitraum von mehreren Wochen genießen (natürlich täglich frisch hergestellt).

Basendrinkvariante 2

ZUTATEN

1 kleiner Bund Staudensellerie
1 kleine Gurke (bio)
½ Fenchelknolle
Saft einer halben Zitrone (bio)

1. Das Gemüse in den Entsafter geben und zum Schluss den Zitronensaft hinzufügen.

Die Darmflora stärken

Eine gesunde Darmflora besteht aus einer riesigen Menge an Bakterien (wir sprechen hier von etwa 2,5 Kilogramm), die sich aus ungefähr 450 Arten zusammensetzen und dazu beitragen, die Barrierefunktion des Darms zu stärken, die Verdauung zu unterstützen, einige Vitamine zu bilden, toxische Substanzen zu neutralisieren und Krankheitserreger in Schach zu halten. Der gesunde Dünndarm sollte mit einem hohen Anteil an Milchsäurebakterien (Laktobazillen) besiedelt sein. Zu Zeiten, als es noch keine Kühlschränke und Supermärkte gab, haben die Menschen Kohl und andere Gemüse haltbar gemacht, indem sie die Gemüse fermentierten. Diese versorgten sie in der kalten Jahreszeit nicht nur mit Vitaminen und Mineralien, sondern auch mit jeder Menge Milchsäurebakterien. Diese sehr nützlichen Darmbewohner sind in unserer Nahrung kaum noch vorhanden. Auch im Sauerkraut aus der Dose ist kein Leben mehr; schließlich wurde es erhitzt. Dabei verhindern Laktobazillen eine Überwucherung mit Candida-Hefepilzen und sind nützlich zur Prävention von Reizdarm mit Blähungen, Durchfall und Verstopfung sowie chronisch entzündlichen Darmerkrankungen. Durch Ansäuerung des Darmmilieus wird die Ansiedelung pathogener Keime erschwert, die Schleimhaut des Darms und in der Folge auch das Immunsystem gestärkt. Eigentlich alle Menschen und insbesondere jene mit Autoimmunerkrankungen sollten auf ihre Darmgesundheit achten.

Im Prinzip können Sie milchsauer vergorene Gemüsesäfte selbst herstellen. Das ist leider aufwendig und lohnt sich vermutlich nur, wenn Sie größere Mengen an Gemüse verarbeiten können. Sie können aber zu dem Glas frischen Selleriesaft zu gleichen Teilen fermentierten Sauerkrautsaft oder Rote-Bete-Saft beimischen. Vor allem Sauerkrautsaft verändert den Geschmack in Richtung sauer, was aber durchaus als belebend und erfrischend empfunden werden kann. Die Vorteile für die Darmgesundheit stehen hier im Vordergrund.

Den Eisenspiegel anheben

Eisenmangelzustände sind relativ häufig. Die Ursachen sind vielfältig, wobei eine starke Monatsblutung, Blutverluste nach Operationen und Geburten sowie eine Mangelernährung oder Leistungssport auf den vordersten Plätzen stehen. Risikogruppe Nummer 1 für Eisenmangelzustände sind also Frauen im gebärfähigen Alter. Jeder Eisenmangel muss ursächlich abgeklärt werden. Gehören Sie zu der Gruppe von Menschen, die wegen einer überwiegenden vegetarischen oder veganen Ernährung oder einer starken Menstruation einen grenzwertig niedrigen Eisenwert haben, dann können Sie diesen über eisenhaltige Nahrungsmittel wieder anheben, denn ein chronischer Eisenmangel wird wahrscheinlich Folgen auf Ihr Befinden haben. Leistungsschwäche, Müdigkeit, Konzentrationsschwäche oder Atemnot gehören dazu.

Im grünen Selleriesaft ist bereits Eisen und auch Vitamin C enthalten. Die Kombination von Eisen und Vitamin C begünstigt, dass Eisenvorkommen aus Pflanzen besser aufgenommen und verwertet werden können. Wenn bei Ihnen im Garten jedoch die Brennnesseln sprießen oder Sie auf den Spaziergängen in den angrenzenden Fluren und Waldrändern große Brennnesselvorkommen finden, die zudem wenig schadstoffbelastet sind, dann sollten Sie diese ernten und je eine Handvoll zusätzlich zu der Selleriestaude mit in den Entsafter geben. Das ist die Frühjahrs- und Sommervariante, um den Eisenspiegel anzuheben.

Ab dem Spätherbst bis ins Frühjahr hinein gibt es überall frische Rote Bete zu kaufen. Der rote Zellsaft an sich erinnert ja schon an rotes Blut. Und tatsächlich befindet sich in der Roten Bete viel an blutbildendem Eisen. Ein bis zwei geschälte rohe Knollen sollten Sie dann zur Selleriestaude hinzugeben und diese Saftvariante über drei bis vier Wochen genießen, um den Eisenspiegel nachhaltig anzuheben.

Harntreibender Gemüsesaft

Das hohe Kaliumvorkommen und die sekundären Pflanzenstoffe im Selleriesaft sorgen ohnehin schon für eine vermehrte Urinbildung. Manchmal gibt es jedoch Situationen, in denen Sie die Urinmenge noch mehr steigern möchten, da Sie möglicherweise in der Hitze des Sommers vermehrt Wasser in den Beinen einlagern, Sie über einen längeren Zeitraum Medikamente eingenommen haben oder die Nacht zuvor Alkohol getrunken haben, der sich als Kater mit einem Unwohlsein bemerkbar macht. In all diesen Fällen wird gutes Mineralwasser aus einer artesischen Quelle helfen, damit Sie vermehrt Urin bilden. Mit dem Urin scheiden Sie nicht nur Wasser, sondern auch alle wasserlöslichen Toxine und harnpflichtigen Substanzen aus dem Körper aus und sorgen somit für eine natürliche Entgiftung.

Möchten Sie die Nieren noch mehr zur Urinbildung animieren, dann geben Sie zu der Selleriestaude zusätzlich zehn Stängel samt Blätter der glatten Petersilie sowie einen Stängel mit Blättern vom Liebstöckel mit in den Entsafter und füllen Sie das Kräuter-Saft-Gemisch mit einem halben Liter artesischem Wasser auf. Dieses Rezept ist für all jene gedacht, deren Nieren genug leisten und nicht entzündet sind, denn die harntreibenden Substanzen können geschädigte Nieren noch mehr reizen. Insgesamt sollten Sie dieses Getränk nicht länger als zwei Wochen zu sich nehmen und danach eine mehrwöchige Pause einlegen.

Mit Bitterstoffen die Leber aktivieren

Wie die Nieren können Sie auch die Leber zu einer vermehrten Ausscheidung animieren. Das geschieht durch Bitterstoffe, die Sie reichlich im Selleriesaft finden. Im Pflanzenreich gibt es zahlreiche Kräuter mit einem besonders hohen Gehalt dieser Bitterstoffe. Bitterkräuter fördern die Verdauung, indem sie die Magen- und Gallesaftbildung erhöhen sowie die Bauchspeicheldrüse und die Magen-Darm-Bewegung anregen. Ihre Anwendung erfolgt deshalb bei Appetitlosigkeit, Völlegefühl, Verdauungsschwäche und zur Anregung der Ausscheidung von fettlöslichen Toxinen.

Sie können Ihre Leberfunktion aktivieren, wenn Sie mit dem Sellerie noch zusätzlich eine Löwenzahnwurzel oder eine Handvoll Löwenzahnkraut mit entsaften. Falls Sie in der Stadt wohnen, werden Sie diese Kräuter nicht direkt vor der Haustür finden; es gibt diese Pflanzenpresssäfte jedoch in Reformhäusern und Naturkostläden zu kaufen. In ländlichen Gegenden wächst Löwenzahn fast überall und wird sogar manchmal als lästiges Unkraut bezeichnet. Dabei gehört Löwenzahn für mich zu den großen Heilkräutern mit einem breiten Wirkspektrum in der Naturheilkunde. Wenn möglich, dann nutzen Sie doch die Heilkräfte, die direkt vor der Haustür wachsen. Geben Sie der Leber nach zwei Wochen Anwendung mit diesem Saft die nötige Zeit, um sich zu erholen.

Detox von Leicht- und Schwermetallen

Selleriesaft hat an sich schon eine entgiftende Funktion. Viele Menschen fühlen sich jedoch chronisch krank, müde und schlapp. Dafür kommen jede Menge von Grunderkrankungen oder Besonderheiten im Lebensstil in Frage. Bei aller Eigenverantwortung und Selbstermächtigung für Ihren Körper: Es ist mir wichtig, Sie darauf hinzuweisen, dass Sie eine chronische Müdigkeit immer durch einen Arzt oder Heilpraktiker abklären lassen sollten. Dahinter können sich unter Umständen Krankheiten verstecken, die eine spezifische Therapie erfordern.

Wenn Sie jedoch Schwer- und Leichtmetalle in Ihrem Körper vermuten oder dies durch eine medizinische Diagnose festgestellt wurde, dann ist es grundsätzlich möglich, diese auch wieder aus dem Körper auszuleiten. Sie stellen sich vermutlich als Erstes die Frage, wie diese Stoffe in den Körper gelangen können. Beispielsweise wird beim Abrieb von Amalgamfüllungen Quecksilber freigesetzt. Auch wenn manche Mediziner das Thema herunterspielen: Es gibt nicht wenige Menschen, die dadurch einen ständigen metallischen Geschmack im Mund haben, was logischerweise auf eine chronische Vergiftung hindeutet. Aluminiumhaltige Deos, bestimmte Antazida, also Medikamente, die eine vermehrte Magensäureproduktion abpuffern, Zusatzstoffe in Impfstoffen, Blei, das Sie vielleicht unbeabsichtigt aus den Bleirohren, durch die Ihr Trinkwasser läuft, aufnehmen – dies sind nur einige Quellen, um sich langfristig mit den schädlichen Metallen im wahrsten Sinne des Wortes zu vergiften. Je nach Konstitution reagieren Menschen unterschiedlich sensibel auf Leicht- und Schwermetalle. Darmkoliken, Anämien, Schäden an der Leber, den Nieren und dem zentralen Nervensystem können die Folgen sein.

Das ist ein sehr sensibles und umfassendes Thema, unter Umständen sind hier die Grenzen der Selbstmedikation erreicht. Ausleitungskuren erfordern generell, dass die Ausleitungsorgane wie Nieren und Leber gut funktionieren. Tun sie dies nicht, sollten Sie das nachfolgende Rezept auch nicht anwenden. Denn es würden dabei nur die Metalle und auch weitere Toxine aus den Geweben gelöst werden, aber möglicherweise unzureichend ausgeschieden werden. Das ist ungefähr so, wie wenn man den Staub aufwirbelt, ihn aber nicht entsorgt. Und dann können sich unter Umständen Ihre Beschwerden verschlimmern.

Selleriesaft mit Bärlauch- und Korianderkraut

ZUR AUSLEITUNG VON LEICHT- UND SCHWERMETALLEN

Diese Kräutermischung hat das Potenzial, Schadstoffe auszuleiten. Sollten nach dem Trinken des Safts Kopfschmerzen und Müdigkeit auftreten, sind das Anzeichen für eine Überdosierung. Dann sollten Sie zusätzlich zwei bis drei Gläser artesisches Wasser trinken und am nächsten Tag die Bärlauch-/Korianderportion verringern. Nach ein paar Tagen können Sie sie wieder steigern. Dieses Rezept sollten Sie nur für einen begrenzten Zeitraum von zwei Wochen anwenden und anschließend eine Pause von mehreren Wochen oder Monaten einlegen.

1. Bereiten Sie wie gewohnt die Selleriestaude vor und schneiden Sie fingerlange Stücke von Kraut und den Stangen.
2. Geben Sie je zehn Blätter mit Stängel vom Bärlauch und Koriander mit hinzu. Bereiten Sie den Saft wie gewohnt zu.

GUT ZU WISSEN

Bärlauch ist ein saisonales Wildgemüse, das nur im zeitigen Frühjahr wächst. Von daher werden Sie Bärlauch auch zu keiner anderen Jahreszeit im Laden bekommen. Gefroren oder getrocknet ist Bärlauch kaum wirksam.

Für Sportler an heißen und schwülen Sommertagen

An heißen oder schwülen Sommertagen sollten Sie generell darauf achten, dass Sie ausreichend Flüssigkeit zu sich nehmen. Besonders dann, wenn Sie aktiv sind, verlieren Sie deutlich mehr Wasser und Mineralien als sonst über den Schweiß. Bei Ausdauersport können Sie dabei tatsächlich mehrere Liter am Tag über die Schweißdrüsen der Haut verlieren. Das Trinken von mineralhaltigem Wasser ist hier eine gute Lösung. Im Schweiß befinden sich neben Wasser vor allem Natrium, Kalzium, Magnesium, Zink, Jod und weitere Stoffe, die ersetzt werden müssen, um beispielsweise eine optimale Muskelfunktion, den Säure-Basenhaushalt, den Energiestoffwechsel und die Funktion des Nervensystems zu gewährleisten. All die genannten Elemente sind in einem ausgewogenen Verhältnis im Selleriesaft enthalten.

Möchten Sie den Selleriesaft zum Auffüllen der Nährstoffspeicher nach einer sportlichen Aktivität verwenden, dann verzichten Sie auf die morgendliche Portion Selleriesaft und entsaften eine große Staude direkt nach dem Sport. Pur wäre er hier viel zu sättigend und die Flüssigkeitsmenge würde auch nicht ausreichen. Sie können zu dem Selleriesaft eine Flasche artesisches Wasser dazugeben sowie den Saft einer Biozitrone. Das macht das Getränk erfrischend leicht, liefert gleichzeitig Vitalstoffe und füllt die Flüssigkeitsdefizite wieder auf.

Im Winter mit Grünkohl

Die kalte Jahreszeit ist die ideale Zeit für Kohlgemüse. Grünkohl wird noch nach den ersten Nachtfrösten geerntet. Das krausblättrige Kohlgemüse zeichnet sich durch viel Kalzium und Vitamin K aus. Das sind Faktoren, die sich positiv auf die Knochengesundheit auswirken und eine Osteoporose verhindern können.

Nehmen Sie je zur Hälfte gewaschene und geputzte Grünkohlblätter, die sie am besten in grobe Stücke zupfen, und einige Stängel vom Staudensellerie. Alles in den Entsafter geben, den Saft vor dem Verzehr probieren. Falls er für Sie zu sehr nach Kohl schmeckt, können Sie einige Spritzer Zitrone oder einen Schuss Apfelsaft hinzufügen.

Erkältungstrunk mit Ingwer, Zitrone und Kurkuma

Wenn Wind, Nässe, kühle Temperaturen und trockene Heizungsluft vorherrschen, ist es mit den tropfenden Nasen, Kopf- und Gliederschmerzen sowie einem allgemeinen Unwohlsein oft nicht weit. Im Herbst läuft unser Immunsystem auf Hochtouren, und wenn die körpereigene Abwehr nicht optimal läuft, dann sind Erkältungskrankheiten an der Tagesordnung. Stress ist ein weiterer Faktor, der die grippalen Infekte begünstigt.

Mit einem großen Glas Saft mit Sellerie, Ingwer, Zitrone und Kurkuma können Sie sich einen Immunbooster mischen, damit Viren und Bakterien erst gar keine Chance haben.

Bereiten Sie wie gewohnt eine kleine Staude Sellerie vor, geben Sie ein daumengroßes Stück Ingwer und eine halbe Biozitrone mit in den Entsafter und würzen Sie zum Schluss den Saft nochmals mit einer Prise Kurkuma. Die Kombination all dieser scheinbar banalen Küchenzutaten ist ein effektives Naturheilmittel, das das Immunsystem so richtig ankurbelt.

Saftvarianten für Kinder

Kinder haben in der Regel andere Ansprüche und auch andere Vorlieben als Erwachsene an das Essen. Schon aus Gründen, die mit der Evolutionsbiologie zu tun haben, bevorzugen sie Süßes und Fettiges. Das hat ihnen in früheren Zeiten oft das Überleben gesichert, da die Geschmacksrichtung sauer und bitter ein Zeichen von Unreife oder verdorbener Nahrung sein konnte. Doch auch in säbelzahntigerlosen Zeiten ist unser genetischer Pool dem des Steinzeitmenschen immer noch sehr nahe.

Alle angegebenen Rezepte in diesem Buch sind Portionsgrößen, wie sie für Erwachsene gedacht sind. Sie können Ihrem Kind Selleriesaft anbieten, und auch Ihr Kind wird von den Vorzügen des Selleriesaftes profitieren. Überschreiten Sie jedoch nie die Menge, die das Kind von sich aus akzeptiert. Damit sich Ihr Kind an den herben Geschmack des Gemüsesaftes gewöhnt, können Sie folgende Saftvarianten ausprobieren.

Saftvariante mit Apfel

Mischen Sie zu gleichen Teilen Staudensellerie mit einem reifen Apfel und bieten Sie diese leicht süße Variante Ihrem Kind an. Falls das Ihr Kind immer noch ablehnt, erhöhen Sie zunächst den Apfelanteil, ehe sie den Sellerieanteil erhöhen.

Saftvariante mit Karotten

Kinder mögen Karotten. Der leicht süßliche Geschmack und die leichte Verdaulichkeit machen sie zu einem idealen Startgemüse. Auch hier würde ich eher zu jenen Karotten greifen, die etwas Süße im Geschmack haben. Im Prinzip finden Sie diese häufiger bei sogenannten Babykarotten. Beachten Sie jedoch, dass diese häufig aus nicht schön geformten Karotten hergestellt werden und, damit sie nicht gleich schimmeln, mit einer Chlorspülung behandelt wurden. So etwas hat für mein Empfinden nichts auf dem Speiseplan zu suchen. Deshalb lohnt es sich, einen Gang über den Markt zu machen. Dort können Sie in der Regel probieren und die Sorte wählen, die gut schmeckt.

Auch hier sollten Sie mit einer Mischung von gleichen Anteilen Staudensellerie und Karotten beginnen. Diese Variante ist gut bekömmlich und schmeckt zudem angenehm mild.

Genussrezepte mit Sellerie

Nach allen Ausführungen mit den vielen gesundheitlichen Vorteilen des Selleriesafts möchte ich zum Schluss nach all den Heilrezepten die Liste noch um zwei Genussrezepte ergänzen. Diesen Cocktail können Sie auf der nächsten Sommerparty servieren.

Fruchtig-würziger Drink für die Sommerparty

ZUTATEN FÜR 2 DRINKS

Kleiner Bund Staudensellerie
1 reife Birne
Eiswürfel
Steinsalz
Pfeffer
2 Zweige Basilikum

1. Entsaften Sie einen kleinen Bund Staudensellerie sowie eine reife Birne im Entsafter und verteilen Sie den fruchtigen Saft je nach gewonnener Saftmenge in zwei bis drei Martinigläser, in die sie vorher zwei Eiswürfel gegeben haben.
2. Würzen Sie den Saft mit einer Prise Steinsalz sowie einer Prise frisch gemahlenem Pfeffer und dekorieren Sie den Cocktail mit einem Zweig Basilikum. Servieren Sie den Drink am besten sofort mit einem dicken Strohhalm.

Fruchtig-tropische Variante mit Ananas, Apfel und Zitrone

Diese Saftvariante eignet sich besonders gut als alkoholfreier Cocktail für die Sommerparty.

ZUTATEN

½ Bund Staudensellerie
½ leicht säuerlicher Apfel
2 Scheiben Ananas (gerne mit Strunk)
Saft einer ¼ Zitrone

1. Waschen Sie alle Zutaten und schneiden Sie sie in so große Stücke, die der Entsafter verarbeiten kann.
2. Schmecken Sie das Getränk nach dem Entsaften mit einem Spritzer Zitronensaft ab.

4

7-Tage-Kur zum Abnehmen und Entschlacken

Vielleicht haben Sie das Bedürfnis nach Reinigung, fühlen sich morgens müde und schlapp, haben ständig Muskelschmerzen, Heißhungerattacken oder ein paar Pfunde zu viel? Die 7-Tage-Kur zum Abnehmen und Entschlacken kann Sie wieder ins Gleichgewicht bringen.

DETOX FÜR KÖRPER, GEIST UND SEELE

In den nächsten sieben Tagen erwartet Sie ein Low-Carb-Programm für Anfänger – also wenig Kohlenhydrate – mit saisonalen Zutaten, ausgewogenen Rezeptideen, die sich prima in den Alltag integrieren lassen, sowie ein Push-up für Körper, Geist und Seele.

Wann ist der beste Zeitpunkt für die 7-Tage-Kur?

Sie können das Programm eigentlich zu jeder Jahreszeit durchführen. Beachten Sie jedoch, dass ein gefüllter Terminkalender, Stress, Einladungen zu Feiern mit einem üppigen Buffet eher belasten und wenig hilfreich sind. Schwangere und Stillende sollten generell keine Stoffwechsel- und Abnehmkuren durchführen, und Menschen mit starken Blutzuckerschwankungen oder Depressionen oder schweren Grunderkrankungen sollten solche Kuren nur unter medizinischer Begleitung durchführen.

Sind Vorbereitungen nötig?

Es wäre von Vorteil, wenn Sie schon einige Tage vor der Kur auf Alkohol, Rauchen sowie stark zuckerhaltige Nahrungsmittel verzichten und auf ausreichend Schlaf achten.

Die Zutatenliste finden Sie bei den jeweiligen Rezepten. Sie sollten diese bereits jetzt schon durchlesen, um fehlende Zutaten einzukaufen und Vorbereitungen zu treffen, denn die Kochzeiten für die Suppenrezepte sind relativ zeitaufwändig, was es unter Umständen schwierig macht, diese in den gewöhnlichen Arbeitsalltag zu integrieren. Ein Beginn der Kur am Wochenende oder einem verlängerten Wochenende ist also sinnvoll.

Gibt es eine vegane/vegetarische Alternative zu den fleischhaltigen Rezepten?

Die nachfolgenden Rezeptvorschläge sollten für Menschen aller Altersgruppen umsetzbar sein. Ideal sind die Rezepte für Betroffene mit Autoimmunerkrankungen oder einer Fehlbesiedelung des Darms.

Falls Sie sich ausschließlich vegan oder vegetarisch ernähren, sind nicht alle Rezepte für Sie geeignet. Jedoch gibt es eine vegane Alternative zu der Knochen- und Hühnerbrühe. Sie können die Produkte aus tierischer Herkunft durch Pilze ersetzen. Im Prinzip eignen sich alle Pilzarten, besonders beliebt sind jedoch der Steinpilz, Shiitake, Maitake, Silberohr oder Mu Err.

Was tun bei Heißhungerattacken?

Je nachdem, wie der Stoffwechsel funktioniert und wie sehr man an eine kohlenhydratarme Ernährung gewöhnt ist, kann es beispielsweise bei Prädiabetikern, Diabetikern, stark übergewichtigen Menschen oder beim Sport zu Heißhungerattacken kommen. Im ungünstigsten Fall kann ein fallender Blutzuckerspiegel zu Schwindel, Konzentrationsstörungen bis hin zur Kreislaufschwäche mit Ohnmacht führen. Achten Sie auf die Warnzeichen des Körpers und kaufen Sie für diese Situationen eine Tafel Schokolade mit 70 Prozent Kakaoanteil. Sobald Sie ein Unwohlsein bemerken, lassen Sie ein oder zwei Stücke im Mund schmelzen. Falls diese Erste-Hilfe-Maßnahme nicht ausreicht, können Sie sich auch getrocknete Datteln oder Feigen zulegen. Diese heben den Blutzuckerspiegel schnell wieder an und liefern noch jede Menge an Nährstoffen.

Warum gibt es nicht immer Mengenangaben?

Es gibt Erwachsene mit einem geringen Ausgangsgewicht, andere bringen vielleicht 100 Kilogramm oder mehr auf die Waage, wieder andere sind im Beruf körperlich und geistig stark gefordert. Somit hat jeder einen anderen Bedarf an Nahrungsmenge und ein anderes Sättigungsgefühl. Eigenverantwortung für den Körper zu übernehmen bedeutet auch, in sich hineinzuspüren, wann ein Sättigungsgefühl erreicht ist oder wann Sie beispielsweise Flüssigkeit brauchen.

Eine Abnehmkur ohne Kalorienangaben?

Die Idee, Nahrung mit dem Verbrennungswert anzugeben, ist seit vielen Jahrzehnten gängige Praxis. Jedoch geben Kalorien nur an, wie viel verwertbare Energie in dem Lebensmittel steckt. So ganz grob stecken in Eiweiß und Kohlenhydraten 4,1 kcal/g und in Fett 9,3 kcal/g. Für Frauen wird meist ein Energiebedarf von rund 2000 Kilokalorien angegeben, während man den Männern etwas mehr Nahrung zugesteht. Der genaue Bedarf hängt dann noch vom Alter, Grund- und Leistungsumsatz ab, so die Lehrmeinung. Landauf, landab wird erzählt, dass eine Gewichtsabnahme mit einem Defizit an Kalorien zu tun hat. Das ist jedoch ein sehr eingeschränkter Blickwinkel, denn der Bedarf an Vitaminen, Mineralien, Coenzymen, Vitaminoiden oder sekundären Pflanzenstoffen bleibt dabei unberücksichtigt und kann auch pauschal nicht genannt werden, da er sehr individuell und damit verschieden ist. Entscheidend ist zudem auch, ob und wie das Essen verarbeitet wurde, denn mit jedem Verarbeitungsschritt steigt auch die Menge der verwertbaren Kalorien.

Jede Menge ist richtig, bei der Sie leistungsfähig bleiben, sich wohlfühlen und ein Wohlfühlgewicht beibehalten. »Eat clean« ist die erste Grundregel für gesundes Essen. Das bedeutet, dass Sie nur zu natürlichen und unverarbeiteten Lebensmitteln, und das, wenn möglich, aus regionalem Anbau, greifen sollten. Weizen und Zucker sind die beiden Hauptverursacher für Gewichts- und zahlreiche Gesundheitsprobleme, weshalb die folgenden Rezepte frei von diesen Zutaten sind.

TAG 1

Starten Sie den Tag mit dem Saft einer großen Staude Sellerie. Am besten entsaften Sie den Sellerie erst direkt vor dem Verzehr (siehe Seite 72).

Getränk für den ganzen Tag

Stellen Sie eine Karaffe mit zwei bis drei Litern artesischem Wasser bereit.

Je nach Jahreszeit können Sie einige Stücke Erdbeeren, Pfirsich- oder Melonenstücke oder einige Scheiben Zitrone mit ins Wasser geben. Es ist weniger entscheidend, welche Frucht Sie wählen, jedoch sollten Sie nur hochwertige Früchte aus Bioqualität dafür verwenden. Trinken Sie nicht nur, wenn sich Durst einstellt, sondern auch zwischen den Mahlzeiten ein bis zwei Gläser des Wassers, damit die Nierentätigkeit in Schwung kommt.

GUT ZU WISSEN

Artesisches Wasser bekommen Sie möglicherweise nicht im Supermarkt um die Ecke, wobei es auch da Ausnahmen gibt. Aber mit ziemlicher Sicherheit bekommen Sie artesisches Wasser im regionalen Biomarkt. Die Vorzüge gegenüber anderem Wasser liegen auf der Hand. Artesisches Wasser ist ein biologisch aktives Wasser, das aus eigener Kraft auf die Erdoberfläche steigt und nicht mechanisch abgepumpt wird. Es vitalisiert, wird vom Körper optimal verstoffwechselt und deshalb auch als »lebendiges« Wasser bezeichnet.

FRÜHSTÜCK

Avocado-Dip mit Stangen vom Staudensellerie

ZUTATEN

2 kleine, aber gut reife Avocados
1 Knoblauchzehe
1 EL frisch gepresster Zitronen- oder Limettensaft
Salz, Pfeffer, Chilipulver nach Belieben, etwas gehackte Petersilie
4–6 Stangen vom Staudensellerie

1. Die Avocados halbieren und entsteinen. Mit einem scharfkantigen Löffel das weiche Fruchtfleisch herauslöffeln und in eine Schale geben.
2. Die Knoblauchzehe schälen und durch eine Knoblauchpresse drücken.
3. Das Avocadofleisch mit einer Gabel zerdrücken, danach Knoblauch und Zitronensaft hinzugeben und mit Salz und Pfeffer würzen. Wer es pikanter mag, kann noch etwas Chilipulver hinzugeben.
4. Nun den Avocadodip in einer hübschen Schüssel anrichten und die gehackte Petersilie darüber streuen.
5. Die Selleriestangen von der Knolle abbrechen, die Stangen waschen, abtrocknen und in etwa 10 cm lange Stücke schneiden, in den Dip tauchen und genießen.

MITTAGESSEN

Hühnersuppe

Eine gut gemachte Hühnersuppe ist ein wahres Multitalent, denn sie schmeckt hervorragend und hat jede Menge Vorteile für Ihre Gesundheit. Omas Hausmittel bei grippalen Infekten wird gerade von den Wissenschaftlern der Neuzeit wiederentdeckt, und diese fanden heraus, dass die Suppe Entzündungsprozesse lindert, die Immunabwehr unterstützt, eine löchrige Darmschleimhaut repariert und den Körper mit jeder Menge Mineralien und Spurenelementen versorgt. Im Winter wärmt sie von innen und sie hilft ganz klar beim Abnehmen und Entschlacken. Gut, die Zubereitung erfordert Zeit, jedoch sind die Vorteile für die Gesundheit unschlagbar.

ZUTATEN

1 großes Suppenhuhn (ca. 2 kg) in Bioqualität oder aus Freilandhaltung
1 große Gemüsezwiebel
5 Liter Wasser (oder mehr)
2 Lorbeerblätter
½ TL Pfefferkörner, schwarz
4 Pimentkörner
6 Wacholderbeeren
1 daumengroßes Stück Ingwer
2 Knoblauchzehen (angequetscht)
2 Zweige Thymian
½–1 TL Meersalz
2–3 Karotten
2–3 Petersilienwurzeln
3 Stangen Staudensellerie
½ Knollensellerie
1 große Stange Lauch
½ Bund Blattpetersilie

1. Das Suppenhuhn innen und außen mit kaltem Wasser abspülen und den Bürzel am Schwanz wegschneiden.
2. Die Gemüsezwiebel halbieren und mit den Schnittseiten nach unten in einen Topf geben. Am besten eignet sich ein großer Topf, der um die 8 Liter Volumen fasst. Die Zwiebel ohne Zugabe von Fett hellbraun anrösten lassen.
3. Das Suppenhuhn und die Gewürze (Lorbeerblätter, Pfeffer- und Pimentkörner, Wacholder, Knoblauch, Ingwer, Thymian, Salz) zugeben und die Zutaten mit kaltem Wasser auffüllen. Sie brauchen um die 5 Liter Wasser, damit das Huhn vollständig mit Wasser bedeckt ist. Nun langsam alle Zutaten aufkochen lassen, dann die Hitze reduzieren und etwa 180 Minuten weiter köcheln lassen. Falls Trübstoffe an der Oberfläche aufsteigen, können Sie diese mit einer Kelle abschöpfen.
4. In der Zwischenzeit die Karotten, die Petersilienwurzeln und den Stangen- und Knollensellerie schälen und in kleine Würfel oder Stücke schneiden, den Lauch in feine Ringe schneiden und die Petersilie fein hacken.
5. Geben Sie nun das Gemüse für etwa 20 Minuten in die köchelnde Suppe, ehe Sie das Hähnchen herausnehmen. Falls es beim Herausnehmen schon so weit gar ist, dass es zerfällt, können Sie die kleinen Fleischstücke als Einlage für die Suppe verwenden. Sollte oben auf der Suppe viel Fett schwimmen, können Sie das überschüssige Fett mit einer Kelle abschöpfen.
6. Zum Schluss die Hühnersuppe abschmecken und je nach Gusto nachwürzen. Das gegarte Hähnchen auf eine Platte geben und auskühlen lassen. Es ist die Grundzutat für den Hähnchensalat.

MENGE

Ob Sie nun eine Suppentasse oder drei bis vier Suppentassen von der köstlichen Hühnersuppe als Mittagsmahlzeit genießen, überlasse ich Ihnen. Wie schon gesagt, der Bedarf an Nahrung ist bei jedem anders. Ein natürliches Sättigungsgefühl ist das Zeichen für das Ende der Mahlzeit. Ich habe hier bewusst Mengenangaben gewählt, die so viel Suppe ergeben, wie Sie sie nicht verzehren werden. Sie können die übrige Suppe problemlos portionsweise einfrieren und nach Bedarf genießen.

ABENDESSEN

Hähnchensalat

Es wäre viel zu schade, das Hähnchenfleisch, aus dem die Hühnersuppe zubereitet wurde, wegzuwerfen. Je nachdem, wie groß das Suppenhuhn war, wird der Salat etwa vier Portionen entsprechen. Im Kühlschrank im Glasgefäß und verschlossen aufbewahrt sind übrige Mengen etwa zwei bis drei Tage haltbar.

ZUTATEN

Gekochtes Hähnchenfleisch vom Suppenhuhn, von den Knochen und der Karkasse abgelöst
3 Frühlingszwiebeln
3 Stängel Staudensellerie
4 Scheiben frische Ananas
5 EL Salatcreme
1 EL frisch gepresster Zitronensaft
2 EL Sonnenblumenöl
1 Knoblauchzehe
Salz, Pfeffer und Chilipulver
4 Petersilienstängel mit Kraut

1. Lösen Sie alle Fleischstücke von der Karkasse und den Knochen und schneiden Sie diese in etwa 1 cm große Würfel, die Sie in eine große Schüssel geben.
2. Die Frühlingszwiebel und den Staudensellerie putzen, waschen und in Ringe schneiden. Das Fruchtfleisch der Ananas in kleine Würfel schneiden und mit in die Schüssel geben.
3. Die Salatcreme, den Zitronensaft, das Sonnenblumenöl, die gehackte Knoblauchzehe, Salz, Pfeffer und das Chilipulver in einem Mixbecher verquirlen, über die Zutaten in der Schüssel geben, gut durchmischen und zwei bis drei Stunden durchziehen lassen.
4. Die gehackte Petersilie über den Salat streuen und servieren.

TAG 2

Beginnen Sie den Tag wie gewohnt mit dem Saft einer großen Staude Sellerie (siehe Seite 72).

Getränk für den ganzen Tag

Bereiten Sie für den Tag eine große Portion Löwenzahntee zu. Übergießen Sie dafür 4 Esslöffel klein geschnittene Löwenzahnblätter und -wurzel mit 1 Liter kaltem Wasser. Kurz aufkochen lassen, beiseitestellen und 10 Minuten nachziehen lassen. Seihen Sie den Tee anschließend durch ein Teesieb, lassen Sie ihn abkühlen und füllen Sie ihn mit einem weiteren Liter Wasser auf. Löwenzahn gehört zu den stoffwechselanregenden Kräutern. Diese steigern die Nieren- und Lebertätigkeit, was eine erhöhte Ausscheidung sowohl wasserlöslicher als auch fettlöslicher Toxine bewirkt. Dadurch bessern sich Völlegefühl, Verdauungsbeschwerden und das Allgemeinbefinden.

Der Tee schmeckt mild herb, aromatisch und leicht bitter. Sollte er als Flüssigkeitsmenge für den Tag nicht ausreichen, trinken Sie zusätzlich artesisches Wasser.

FRÜHSTÜCK

Artischocken-Mozzarella-Salat

ZUTATEN FÜR 2 PERSONEN

6 Artischockenherzen, in Salzlake eingelegt
2 vollreife Tomaten
2 hart gekochte Eier
100 g Mozzarella
50 g grüne Oliven
1 Zitrone (bio)
4 Stängel Petersilie mit Blatt
Salz, Pfeffer, Olivenöl

1. Die Artischockenherzen mit Küchenpapier abtupfen und in mundgerechte Stücke schneiden.
2. Die Tomaten, die Eier und den Mozzarella klein schneiden und alle Zutaten in eine Schüssel geben. Je nachdem, welche Größe die Oliven haben, diese halbieren oder vierteln.
3. Nun eine Marinade aus dem Saft der Zitrone, dem Olivenöl und den Gewürzen herstellen und diese über die Zutaten geben.
4. Die Petersilie klein hacken, nochmals alles vermischen und den Salat als herzhaftes Frühstück genießen.

Die Artischocken dürfen gerne etwas bitter schmecken, denn dies aktiviert die Leber zu mehr Gallensaftproduktion.

MITTAGESSEN

Thunfischsteak mit Zucchini

ZUTATEN FÜR 2 PERSONEN

2 große Zucchini
Olivenöl
Zitronensaft (frisch)
Steinsalz, grob zerstoßen
2 Thunfischsteaks, á 125 g
1 Knoblauchzehe
1 EL Kräuterbutter
Pfeffer

1. Die Zucchini mit einem Spiralschneider oder per Hand in etwa 5 cm lange, nudeldicke Streifen schneiden.
2. Eine Edelstahlpfanne erhitzen, etwas Olivenöl hineingeben und die Zucchinistreifen darin anbraten bis sie gar, aber noch bissfest sind. Zum Schluss mit einem kleinen Spritzer Zitrone und etwas Steinsalz würzen.
3. Eine zweite Pfanne erhitzen und inzwischen die Thunfischsteaks mit je einer halbierten Knoblauchzehe und etwas Kräuterbutter einreiben.
4. Olivenöl in die heiße Pfanne geben und nun die Thunfischsteaks auf beiden Seiten anbraten. Je fangfrischer und umso höher die Qualität des Fisches ist, desto weniger Garzeit braucht der Fisch. Im Idealfall ist das Steak außen kross und nur etwa 3 mm durchgebraten und innen noch roh.
5. Nun je nach gewünschtem Schärfegrad die Steaks in mehr oder weniger grob zerstoßenem Pfeffer wälzen. Gemüse und den Thunfisch auf einem Teller anrichten.

ABENDESSEN

Fenchelsalat mit Orangen

Dieser Fenchelsalat erfrischt und ist ein wahrer Vitaminstoß. Fenchel gibt es mittlerweile zu jeder Jahreszeit zu kaufen, wenngleich er im Frühherbst Saison hat. Achten Sie auf beste Qualität, die Knolle sollte am Strunk hell sein und das Fenchelgrün grasgrün. Fenchel ist eine kaliumreiche Pflanze, hat jede Menge bioaktiver Substanzen und ist vor allem ein wertvolles Gemüse für den Darm. Die Ballaststoffe und das ätherische Öl sorgen für eine geregelte Verdauung und verhindern eine Fehlbesiedelung des Darms mit pathogenen Keimen.

ZUTATEN FÜR 2 PERSONEN

2 kleine Fenchelknollen
3 EL Olivenöl
Meersalz
Pfeffer aus der Mühle
2 kleine Saftorangen
8 schwarze Oliven

1. Wenn Sie ganz frischen Fenchel auf dem Markt bekommen, brauchen Sie diesen nur kurz unter fließendem Wasser abwaschen. Ansonsten entfernen Sie bitte nur die äußeren Blätter des mediterranen Gemüses.
2. Von der Knolle unten den Boden abschneiden und die Fenchelknolle in gleichmäßig kleine Würfel von etwa einem ½ cm Größe schneiden. Das Fenchelgrün kleinhacken – es wäre viel zu schade für den Kompost.
3. In einer Schüssel eine Marinade aus Olivenöl, Meersalz und Pfeffer zusammenmischen und verquirlen.
4. Die Fenchelwürfel und den Großteil des Fenchelgrüns in die Schüssel geben, alles vermischen und etwa 15 Minuten marinieren lassen.

5. Inzwischen die Orangen schälen, in etwa ½ cm dicke Scheiben schneiden und den austretenden Saft in einem Glas auffangen.
6. Die Oliven entkernen.
7. Auf zwei großen tiefen Tellern anrichten: Erst das Fenchelgemüse samt Marinade etwa 1 cm hoch verteilen, danach je vier Scheiben der Orangen darüber legen und den aufgefangenen Orangensaft darüber gießen. Den Fenchelsalat mit den Oliven und dem restlichen Fenchelgrün garnieren und genießen.

TAG 3

Beginnen Sie den dritten Tag wie gewohnt mit dem Saft einer großen Staude Sellerie (siehe Seite 72).

Getränk für den ganzen Tag

Um die Nierentätigkeit noch mehr anzuregen, können Sie statt des Wassers auch 2 Liter dünnen Brennnesseltee vorbereiten. Je nach Jahreszeit können Sie diesen kalt oder warm trinken. Für einen halben Liter benötigen Sie einen gehäuften Teelöffel getrocknetes Brennnesselkraut, das Sie mit siedendem Wasser auffüllen und 10 Minuten ziehen lassen, ehe Sie den Tee durch einen Filter gießen.

FRÜHSTÜCK

Griechischer Joghurt mit Beerenfrüchten

Griechischer Joghurt ist nicht nur unglaublich cremig in der Konsistenz, sondern hat auch einen sehr angenehmen Geschmack. Er ist reich an Eiweiß und Kalzium, hat einige probiotische Keime und einen höheren Fettanteil. Deshalb ist er als Frühstück so ideal, weil dadurch das Sättigungsgefühl länger anhält.

ZUTATEN

150 g griechischer Joghurt
1 Handvoll frische oder TK-Beeren

1. Geben Sie je nach Jahreszeit eine Handvoll frische oder gefrorene Beerenfrüchte zu dem Joghurt. Heidelbeeren, Himbeeren, Erdbeeren, schwarze Johannisbeeren kommen als Beerenfrucht in Frage.

MITTAGESSEN

Knochenbrühe aus Rinderknochen

Eine Rinderbrühe herzustellen, erfordert nicht mehr an Zutaten wie das obige Rezept mit der Hühnerbrühe. Es wird lediglich das Huhn gegen Markknochen vom Rind und ein Stück Tafelspitz ausgetauscht. Nur sollten Sie bedenken, dass die Knochenbrühe vom Rind noch zeitintensiver in der Vorbereitung ist. In diesem Fall geht es gar nicht anders, als die Brühe bereits einen Tag vorher anzusetzen.

Die fertige Knochenbrühe füllt Ihren Mineralstoffhaushalt auf und Ihr Verdauungs- und Immunsystem wird durch die Brühe gestärkt. Falls der Faktor Gewicht für Sie von Bedeutung ist: Es ist kein Thema, wenn Sie Lust auf zwei oder drei Teller der köstlichen Suppe haben, denn sie ist absolut kalorienarm.

ZUTATEN

500 g markhaltige Rinderknochen aus artgerechter Tierhaltung oder Bio-Qualität
2 EL Apfelessig
1 große Gemüsezwiebel
2 Lorbeerblätter
½ TL Pfefferkörner, schwarz
4 Pimentkörner
6 Wacholderbeeren
1 daumengroßes Stück Ingwer
2 Knoblauchzehen (angequetscht)
2 Zweige Thymian
½–1 TL Meersalz
5 Liter Wasser (oder mehr)
2–3 Karotten
2–3 Petersilienwurzeln
3 Stangen Staudensellerie
½ Knollensellerie
1 große Stange Lauch
½ Bund Blattpetersilie
1 kg Tafelspitz
Steinsalz

1. Zuerst die Knochen waschen und mit einem Tuch abtupfen, in einen Bräter geben und die Knochen rösten, bis sie schön braun sind und sich Röstaromen entwickelt haben.
2. Zu den Knochen den Essig und die Gewürze geben und alles zusammen für eine Stunde kalt im Bräter ziehen lassen. Durch die Essigsäure werden den Knochen einige Nährstoffe entzogen.
3. Das Wasser zugeben und bis zum Siedepunkt erhitzen und die Knochen für mindestens 12 Stunden, besser 18 Stunden köcheln lassen. Nun wird auch klar, warum Sie die Brühe bereits am Vortag ansetzen sollen.
4. Es genügt, wenn Sie das klein geschnittene Gemüse und den Tafelspitz erst zwei bis drei Stunden vor dem Ende der Kochzeit in den Topf geben.
5. Kurz vor dem Servieren den Tafelspitz herausnehmen und abkühlen lassen. Sie können die Brühe durch ein Passiertuch geben, dies ist aber nicht zwingend erforderlich.
6. Zum Schluss mit Steinsalz abschmecken und servieren.

Übrige Knochenbrühe hält einige Tage im Kühlschrank und mehrere Monate im Gefrierfach.

ABENDESSEN

Tafelspitz mit Apfelmeerrettich

Hier kommt der Tafelspitz aus der Suppe vom Mittag zum Einsatz.

ZUTATEN

Tafelspitz aus der Knochenbrühe
1 kleiner Apfel (am besten schmeckt ein säuerlicher Boskop)
100 g Schmand
1 EL frisch geriebener Meerrettich
Einige Spritzer Zitronensaft
Steinsalz
Pfeffer

1. Von dem abgekühlten Tafelspitz eventuell anhaftende Häute und Sehnen abschneiden. Das Fleisch in dünne Scheiben aufschneiden und auf große Teller verteilen.
2. Den Apfel reiben und mit dem Schmand und dem Meerrettich verrühren. Mit Zitronensaft, Salz und Pfeffer abschmecken.
3. Die Apfel-Meerrettich-Creme über den Tafelspitz geben.
4. Wenn Sie noch Gemüse von der Mittagssuppe übrighaben, können Sie dies mit etwas Brühe in einem Töpfchen erhitzen und dazu servieren.

TAG 4

Beginnen Sie den Tag wie gewohnt mit dem Saft einer großen Selleriestaude (siehe Seite 72).

Getränk für den ganzen Tag

Halten Sie für den Tag zusätzlich zwei bis drei Liter Flüssigkeit bereit. Die Vorteile des artesischen Wassers habe ich ja bereits erwähnt.

FRÜHSTÜCK

Blattgemüsenester mit Ei

Ich verwende für diese Frühstücksvariante gerne Brennnesseln aus dem Garten. Klein geschnittener Mangold oder Babyspinat sind eine Alternative, die Sie in jeder Gemüseabteilung finden. Wenn Ihnen dieses Frühstück zu wenig gehaltvoll ist, können Sie mehr Gemüse und statt einem Ei zwei Eier zubereiten.

ZUTATEN

1 Handvoll Blattgemüse (wahlweise frische Brennnesseln, Mangold, Babyspinat)

1 EL Butter

1 kleine Schalotte

Muskat, Steinsalz, frisch gemahlener Pfeffer

1 Ei (bio)

1. Das Blattgemüse verlesen, waschen, mit einem Geschirrtuch trocknen und klein hacken.
2. In einem kleinen Pfännchen die Butter erhitzen und darin die klein geschnittene Schalotte anschwitzen.
3. Das Blattgemüse hinzugeben, alles verrühren und mit Muskat, Salz und Pfeffer abschmecken.
4. Nach wenigen Minuten fällt das Gemüse zusammen. Nun mit der Gabel in der heißen Pfanne das Gemüse kreisförmig anrichten und in der Mitte eine Mulde mit einem Durchmesser von etwa 10 cm formen. Darin das Ei aufschlagen und mit Salz und Pfeffer würzen. Es ist dann fertig, wenn das Eiweiß komplett weiß und das Eigelb noch weich ist.
5. Das Blattgemüsenest mit einem Pfannenwender herausnehmen und auf einem Teller anrichten.

MITTAGESSEN

Sellerieschnitzel mit Endiviensalat

ZUTATEN FÜR 2 PERSONEN

2 l Wasser
Saft einer halben Zitrone (bio)
1 Knollensellerie, etwa 500 g
Steinsalz, Pfeffer aus der Mühle
2 EL Dinkelmehl
1 Ei (bio)
1 TL gehackte Petersilie
50 g Semmelbrösel
1 EL geriebener Parmesan
4 EL Pflanzenöl
1 kleinen Endiviensalat
2 EL Kürbiskernöl
1 kleine Orange
1 EL gehackte Walnüsse

1. 2 Liter gesalzenes Wasser mit Zitronensaft zum Kochen bringen.
2. Die Sellerieknolle schälen und in etwa 1,5 cm dicke Scheiben schneiden. Circa 10 Minuten im Wasser blanchieren, herausnehmen und auf einem Küchenkrepp abtropfen lassen.
3. Die trockenen Selleriescheiben mit Zitronensaft marinieren und mit Salz und Pfeffer würzen. Anschließend mehlieren, durch das geschlagene Ei mit Petersilie ziehen und in der Mischung aus geriebenem Parmesan und Semmelbröseln panieren, dabei die Panade fest andrücken. Im erhitzten Pflanzenöl beidseitig goldgelb anbraten und auf einem Küchenkrepp abtropfen lassen.
4. Den Endiviensalat waschen und trocken schleudern. Aus dem Kürbiskernöl, dem Saft einer halben Orange, Salz und Pfeffer ein Dressing anrühren.
5. Auf einem Teller die Schnitzel und daneben den Salat anrichten, das Dressing über den Salat gießen und die gehackten Walnüsse sowie klein geschnittene Würfel aus den Orangenfilets darüber streuen.

ABENDESSEN

Gemüse-Antipasti

ZUTATEN FÜR 2 PERSONEN

1 rote Paprika
1 Aubergine
1 Zucchini
Salz
2 EL natives Olivenöl
1 Möhre
1 Knoblauchzehe
Thymian
2 EL Balsamico-Essig
Pfeffer
100 g Kirschtomaten
100 g Fetakäse

1. Das Gemüse waschen und trocken tupfen.
2. Die Paprika halbieren, die weißen Häute und Kerne entfernen und die Paprikahälften auf ein Backblech legen. Etwa 15 Minuten grillen, bis eine Bräunung entsteht.
3. Währenddessen die ungeschälte Aubergine und Zucchini der Länge nach aufschneiden. Mit Salz bestreuen und mit etwas Olivenöl bestreichen und auf dem Rost grillen. Möhre klein schneiden und ebenfalls kurz grillen.
4. Von der abgekühlten Paprika die Haut mit den Fingern oder einem Küchenmesser abziehen.
5. Den Knoblauch schälen und durch eine Presse drücken.
6. Die Auberginenscheiben auf zwei Tellern verteilen, das restliche Gemüse dazwischen platzieren. Obenauf den Knoblauch, die Kirschtomaten sowie den zerbröselten Fetakäse verteilen.
7. Aus dem restlichen Öl, Essig, Salz und Pfeffer ein Dressing zubereiten. Das Gericht mit dem abgerebelten Thymianblättern bestreuen und mit der Essig-Öl-Sauce übergießen.

TAG 5

Beginnen Sie den Tag wie gewohnt mit dem Saft einer großen Selleriestaude (siehe Seite 72).

Getränk für den ganzen Tag

Halten Sie zwei bis drei Liter Flüssigkeit bereit. Falls es warm ist, können Sie einige Obststücke zum Wasser geben.

FRÜHSTÜCK

Hafer-Bananenbrei

Dieses Frühstück ist etwas gehaltvoller und kohlenhydratreicher als die bisherigen Gerichte. Da mittags nur eine Suppe vorgesehen ist, darf das auch sein.

ZUTATEN FÜR 2 PERSONEN

220 ml Wasser
220 ml Vollmilch
100 g Vollkornhaferflocken
2 Bananen
1 EL Honig
½ TL Ceylonzimt
2 EL Kokosfett

1. Wasser und Milch in einen Topf geben und erhitzen.
2. Danach die Haferflocken einrühren und 5 Minuten ziehen lassen.
3. In der Zwischenzeit die Bananen klein schneiden und zusammen mit dem Honig, dem Zimt und dem Kokosfett in den Topf geben. Alle Zutaten gut vermengen. Sollte die Masse zu zäh werden, noch etwas Flüssigkeit hinzugeben.
4. Den Topf vom Herd nehmen und den Brei in zwei Schüsseln verteilen. Nach Belieben noch einige Blaubeeren über den Porridge verteilen.

MITTAGESSEN

Hähnchenbrühe von Tag 1

Sie haben sicher noch Vorräte von der Hähnchenbrühe. Je nach Gusto können Sie zwei bis drei Teller dieser Suppe erwärmen und erneut genießen.

ABENDESSEN

Lachsfilet mit Spargel

ZUTATEN FÜR 2 PERSONEN

10 Stangen grüner Spargel
4 EL Olivenöl
Steinsalz
Pfeffer
2 Lachsfilets, à 150 g
1 Schalotte
½ Zitrone
2 Eigelb von frischen Eiern
100 g Butter

1. Den Ofen auf 180 Grad vorheizen.
2. Die holzigen Enden vom Spargel abschneiden und eventuell das untere Drittel schälen. Die Spargelstangen auf ein Backblech mit Backpapier legen, mit 2 EL Olivenöl beträufeln, Salz und Pfeffer darüber streuen und in den vorgeheizten Ofen schieben.
3. In einer Edelstahlpfanne 2 EL Olivenöl erhitzen. Darin den Lachs von beiden Seiten scharf anbraten, jedoch nicht durchgaren. Die Pfanne zu dem Spargel in den Ofen schieben.
4. In der Zwischenzeit eine Soße herstellen: Die Schalotte klein schneiden, eine halbe Zitrone auspressen. 2 Eigelb, Zitronensaft, Schalottenstückchen, Salz und Pfeffer in einen Mixer geben und verquirlen. Das Butterstück auf mittlerer Hitze in einem Töpfchen schmelzen lassen und langsam in den Mixbecher hineinträufeln lassen. Auf kleinster Stufe nochmals alles gut durchmischen, bis eine sämige Sauce entsteht.
5. Jetzt anrichten: Das Lachsstück in der Mitte des Tellers platzieren, die Spargelstangen darüberlegen und mit der Buttersoße übergießen.

TAG 6

Beginnen Sie den Tag wie gewohnt mit dem Saft einer großen Selleriestaude (siehe Seite 72).

Getränk für den ganzen Tag

Halten Sie für den Tag zusätzlich zwei bis drei Liter Flüssigkeit bereit. Falls es sommerlich warm ist, können Sie zum Wasser einige Obststücke geben.

FRÜHSTÜCK

Joghurt mit Beerenfrüchten

Heute können Sie erneut Joghurt mit Beerenfrüchten genießen. Das Rezept ist denkbar einfach und Sie finden es bei Tag 3 auf Seite 111.

MITTAGESSEN

Knochenbrühe von Tag 5

Greifen Sie auf die Vorräte von der Rinderknochenbrühe zurück und genießen Sie zwei bis drei Teller davon.

ABENDESSEN

Oliven-Zwiebel-Salat

Gesunde Fette, viele Antioxidantien, Vitamine, Mineralien und antibiotische Stoffe liefert dieses mediterrane Abendessen.

ZUTATEN FÜR 2 PERSONEN

2 Frühlingszwiebeln
½ Bund glatte Petersilie
250 g große grüne Oliven ohne Stein, in Kräutermarinade eingelegt
10 Stück ganze Walnüsse bzw. 20 Walnusshälften
2 Knoblauchzehen
2 EL Olivenöl
Salz
Paprikapulver
2 EL Kerne vom Granatapfel

1. Die Frühlingszwiebeln putzen und klein hacken, ebenso die Petersilie.
2. Die Oliven achteln, die Walnüsse klein hacken und die Knoblauchzehen durch die Presse drücken.
3. Alle zerkleinerten Zutaten in eine Schüssel geben, Olivenöl darüber gießen, mit Salz und Paprikapulver bestreuen.
4. Alles gut vermischen und mit den Granatapfelkernen garnieren.

TAG 7

Beginnen Sie den Tag wie gewohnt mit dem Saft einer großen Selleriestaude (siehe Seite 72).

Getränk für den ganzen Tag

Halten Sie für den Tag zusätzlich zwei bis drei Liter Flüssigkeit bereit. Falls es sommerlich warm ist, können Sie zum Wasser einige Obststücke geben.

FRÜHSTÜCK

Staudensellerie und Möhren mit zweierlei Dips

Das Frühstück ist eiweißreich, hat viele Vitamine, Ballaststoffe, vitalisiert und verhindert schnelle Heißhungerattacken.

ZUTATEN FÜR 2 PERSONEN

8 dicke Stangen Staudensellerie
4 große Möhren

Dip 1: Frischkäsecreme

100 g Frischkäse
2 EL Sahne
2 EL gehackte Walnusskerne
Paprikapulver, edelsüß
Steinsalz

Dip 2: Thunfischcreme

2 Frühlingszwiebeln
200 g Thunfisch, eingelegt in Olivenöl
1 EL Kapern
½ Becher Naturjoghurt
100 g Frischkäse
½ Zitrone (bio)
Steinsalz
Pfeffer aus der Mühle
Rosa Pfefferkörner

1. Den Staudensellerie und die Möhren waschen. Mit dem Sparschäler die Möhren putzen sowie äußere fasrige Fäden vom Staudensellerie abnehmen. Die Möhren halbieren und je nach Dicke zwei- oder viermal quer teilen, sodass Stifte entstehen. Die Stangen vom Staudensellerie einmal quer und einmal längs halbieren und die Gemüsesticks zum Dippen verwenden.
2. Für den ersten Dip den Frischkäse mit der Sahne verrühren, dann die Walnusskerne darunterziehen, mit Paprika und einer Prise Salz abschmecken.
3. Für den zweiten Dip die Frühlingszwiebeln waschen, putzen und in kleine Ringe schneiden. Den Thunfisch und die Kapern in ein Sieb geben und Öl und Lake abtropfen lassen. In eine Schüssel den Joghurt, Frischkäse sowie den Zitronensaft geben. Lauch, Kapern und Thunfisch dazugeben und alles gut verrühren, bis der Thunfisch fein verteilt ist. Die Creme mit Salz und Pfeffer abschmecken, in ein Glas füllen und mit rosa Pfefferkörnern bestreuen.
4. Sellerie und Möhren mit den Dips servieren.

MITTAGESSEN

Garnelenpfanne

ZUTATEN FÜR 2 PERSONEN

200 g Garnelen
1 Zucchini
1 rote Paprika
1 mittelgroße Zwiebel
Olivenöl
Steinsalz
Pfeffer
1 Knoblauchzehe
½ reife Avocado
1 Zitrone (bio)
¼ Bund glatte Blattpetersilie

1. Garnelen schälen, wenn nötig, den Darm entfernen, abwaschen und trocken tupfen.
2. Zucchini und Paprika waschen und klein schneiden. Die Zwiebel hacken, Avocado würfeln.
3. Olivenöl in der Pfanne erhitzen, die Zwiebeln goldgelb andünsten, Paprika und Zucchini dazugeben und je nach gewünschtem Gargrad 5 bis 10 Minuten dünsten, anschließend mit Salz und Pfeffer würzen und auf einen angewärmten Teller geben.
4. Nun die Garnelen in der Pfanne bei mittlerer Hitze mit dem gehackten Knoblauch anbraten.
5. Nach etwa 5 Minuten kleine Stücke von der Avocado mit in die Pfanne geben und Zitronensaft darüber träufeln.
6. Mit Salz, Pfeffer und gehackter Petersilie würzen und zusammen mit dem Gemüse servieren.

ABENDESSEN

Griechischer Salat

ZUTATEN FÜR 2 PERSONEN

2 kleine, feste Salatgurken
2 vollreife Tomaten
½ Gemüsezwiebel
Je 1 rote und gelbe Paprika
1 kleiner Bund Rucola
125 g Fetakäse
4 EL natives Olivenöl
Steinsalz
Thymian
12 Kalamata-Oliven

1. Die Gurken schälen, der Länge nach halbieren und in halbrunde Stückchen schneiden. Die Tomaten waschen, halbieren und in kleine Spalten schneiden. Die Gemüsezwiebel schälen und in dünne Ringe schneiden. Die Paprika waschen, halbieren, und die weißen Häutchen und Samen entfernen, dann in dünne Ringe schneiden. Den Rucola waschen, trocknen und mit den Fingern grob zerteilen.
2. Zum Servieren zuerst den Rucola auf zwei Tellern verteilen, dann die Gurkenscheiben kranzförmig in einem äußeren Ring anordnen, innen je die Paprikascheiben sowie die Tomatenspalten legen.
3. Den Feta mit der Hand bröseln und über den Salat streuen, ebenso die Zwiebelringe.
4. Zum Schluss großzügig Olivenöl darüber gießen, mit Salz und Thymian würzen. Schließlich mit den Oliven garnieren und sofort servieren.

SCHLUSSWORT

Wenn ich auch jedes meiner Bücher mit der Absicht schrieb, einen hilfreichen und alltagstauglichen Ratgeber an die Hand zu geben, so haben Sie hier ein Buch in Händen, mit dem Sie praxisnah und ohne viel Zeitaufwand einen wertvollen Beitrag für Ihre Gesundheit leisten können.

Die vorherigen Seiten sollten die Vielfalt und das große Wirkspektrum einer einzigen Gemüsepflanze zeigen. Ich wünsche mir, dass Sie schnellstmöglich damit beginnen, all die Varianten des Selleriesafts auszuprobieren und den vielleicht ungewohnten Geschmack schätzen lernen. Und wenn Ihnen dieses Buch dabei hilft, Ihr Wohlbefinden zu verbessern und die Eigenverantwortung für Ihre Gesundheit zu stärken, dann hat es sich für mich schon gelohnt, dieses Buch zu schreiben.

Herzliche Grüße
Claudia Ritter

STICHWORTVERZEICHNIS

QUELLEN

1 Reling, Hermann; Bohnhorst, J.: »Unsere Pflanzen nach ihren deutschen Volksnamen, ihrer Stellung in Mythologie und Volksglauben«. In: *Sitte und Sage in Geschichte und Literatur.* Verlag v. E.F. Thienemanns Hofbuchhandlung, Gotha, 1889

2 Ross, Jeremy: *Westliche Heilpflanzen und Chinesische Medizin.* Verlag für Ganzheitliche Medizin, Dr. Erich Wühr GmbH, Bad Kötzting, 2009

3 Sowbhagya, HB: »Chemistry, technology, and nutraceutical functions of celery (Apium graveolens L.): an overview«. In: *Crit Rev Food Sci Nutr.*, 2014; 54 (3): 389-398

4 Zhou, K.; Wu, B.; Zhuang, Y.; Ding, L.; Liu, Z.; Qiu, F.: »Chemical constituents of fresh celery«. In: Zhongguo Zhong Yao Za Zhi, Juni 2009; 34 (12): 1512-1515

5 Sheng, J. P.; Liu, C.; Shen, L.: »Comparative study of minerals and some nutrients in organic celery and traditional celery«. In: *Guang Pu Xue Yu Guang Pu Fen Xi*, Januar 2009; 29 (1): 247-249

6 Hostetler, G.; Riedl, K.; Cardenas, H.; Diosa-Toro, M.; Arango, D.; Schwartz, S.; Doseff, AI.: »Flavone deglycosylation increases their anti-inflammatory activity and absorption«. In: *Mol Nutr Food Res.*, April 2012; 56 (4): 558-569

7 Ovodova, R. G.; Golovchenko, V. V.; Popov, S. V. et al.: »Chemical composition and anti-inflammatory activity of pectic polysaccharide isolated from celery stalks«. In: *Food Chemistry,* Volume 114, Issue 2, 15. Mai 2009, 610–615

8 Al-Asmari, A. K.; Athar, Md. T.; Kadasah, S. G.: »An Updated Phytopharmacological Review on Medicinal Plant of Arab Region: Apium graveolens Linn«. In: *Pharmacogn Rev.*, Jan–Jun 2017; 11 (21): 13–18

9 Kooti, W.; Daraei, N.: »A Review of the Antioxidant Activity of Celery (Apium graveolens L)«. In: *J Evid Based Complementary Altern Med*, Oktober 2017; 22 (4): 1029–1034

10 Al-Asmari, A. K.; Athar, Md. T.; Kadasah, S. G.: »An Updated Phytopharmacological Review on Medicinal Plant of Arab Region: Apium graveolens Linn«. In: *Pharmacogn Rev.*, Jan–Jun 2017; 11 (21): 13–18

11 Li, P.; Jia, J.; Zhang, D.; Xie, J.; Xu, X.; Wei, D.: »In vitro and in vivo antioxidant activities of a flavonoid isolated from celery (Apium graveolens L. var. dulce)«. In: *Food Funct.*, Januar 2014; 5 (1): 50–56

12 Mencherini, T.; Cau, A.; Bianco, G.; Della Loggia, R.; Aquino, R. P.: »An extract of Apium graveolens var. dulce leaves: structure of the major constituent, apiin, and its anti-inflammatory properties«. In: *Journal of Pharmacy and Pharmacology*, Februar 2010

13 Kasiri, N.; Rahmati, M.; Ahmadi, L.; Eskandari, N.: »The significant impact of apigenin on different aspects of autoimmune disease«. In: *Inflammopharmacology*, Dezember 2018; 26 (6): 1359–1373

14 Al-Asmari, A. K.; Athar, Md. T.; Kadasah, S. G.: »An Updated Phytopharmacological Review on Medicinal Plant of Arab Region: Apium graveolens Linn«. In: *Pharmacogn Rev.*, Jan–Jun 2017; 11 (21): 13–18

15 Al-Howiriny, T.; Alsheikh, A.; Alqasoumi, S.; Al-Yahya, M.; ElTahir, K.; Rafatullah, S.: »Gastric antiulcer, antisecretory and cytoprotective properties of celery (Apium graveolens) in rats«. In: *Pharm Biol.*, Juli 2010; 48 (7): 786–793

16 Azimi, M.; Zahedi, M. J.; Mehrabani, M.; Tajadini, H.; Zolala, F.; Baneshi, M. R.; Choopani; R.; Sharififar, F.; Asadipour, A.; Hayatbakhsh, M. M.; Ahmadi, B.: »Effect of Apium graveolens and Trachyspermum copticom on clinical symptoms of patients with functional dyspepsia«. In: *Avicenna J Phytomed,* Nov–Dez 2017; 7 (6): 554–564

17 Zhou, Y.; Taylor, B.; Smith, T. J.; Liu, Z. P.; Clench, M.; Davies, N. W.; Rainsford, K. D.: »A novel compound from celery seed with a bactericidal effect against Helicobacter pylori«. In: *J Pharm Pharmacol.*, August 2009; 61 (8): 1067–1077

18 Kuo, C. H.; Weng, B. C.; Wu, C. C.; Yang, S. F.; Wu, D. C.; Wang, Y. C.: »Apigenin has anti-atrophic gastritis and anti-gastric cancer progression effects in Helicobacter pylori-infected Mongolian gerbils«. In: *J Ethnopharmacol,* 12. Februar 2014; 151 (3): 1031–1039

19 Al-Asmari, A. K.; Athar, Md. T.; Kadasah, S. G.: »An Updated Phytopharmacological Review on Medicinal Plant of Arab Region: Apium graveolens Linn«. In: *Pharmacogn Rev.*, Jan–Jun 2017; 11 (21): 13–18

20 Al-Asmari, A. K.; Athar, Md. T.; Kadasah, S. G.: »An Updated Phytopharmacological Review on Medicinal Plant of Arab Region: Apium graveolens Linn«. In: *Pharmacogn Rev.*, Jan–Jun 2017; 11 (21): 13–18

21 Baananou, S.; Bouftira, I.; Mahmoud, A.; Boukef, K.; Marongiu, B.; Boughattas, N. A.: »Antiulcerogenic and antibacterial activities of Apium graveolens essential oil and extract«. In: *Nat Prod Res,* 2013; 27 (12): 1075–83

22 Sarshar, S.; Sendker, J.; Qin, X.; Goycoolea, F. M.; Asadi Karam, M. R.; Habibi, M.; Bouzari, S.; Dobrindt, U.; Hensel, A.: »Antiadhesive hydroalcoholic extract from Apium graveolens fruits prevents bladder and kidney infection against uropathogenic E. coli«. In: *Fitoterapia*, Juni 2018; 127: 237-244

23 Grube, K.; Spiegler, V.; Hensel, A.: »Antiadhesive phthalides from Apium graveolens fruits against uropathogenic E. coli«. In: *J Ethnopharmacol,* 12. Juni 2019; 237: 300-306

24 Marongiu, B.; Piras, A.; Porcedda, S.; Falconieri, D.; Maxia, A.; Frau, M. A.; Gonçalves, M. J.; Cavaleiro, C.; Salgueiro, L.: »Isolation of the volatile fraction from Apium graveolens L. (Apiaceae) by supercritical carbon dioxide extraction and hydrodistillation: chemical composition and antifungal activity«. In: *Nat Prod Res,* 2013; 27 (17): 1521–1527

25 Aćimović, M. G.; Milić, N. B.: »Perspectives of the Apiaceae Hepatoprotective Effects – A Review«. In: *Nat Prod Commun.* Februar 2017; 12 (2): 309-317

26 Al-Asmari, A. K.; Athar, Md. T.; Kadasah, S. G.: »An Updated Phytopharmacological Review on Medicinal Plant of Arab Region: Apium graveolens Linn«. In: *Pharmacogn Rev.*, Jan–Jun 2017; 11 (21): 13–18

27 Tsi, D.; Tan, B. K.: »The mechanism underlying the hypocholesterolaemic activity of aqueous celery extract, its butanol and aqueous fractions in genetically hypercholesterolaemic rico rats«. In: *Life Sciences*, 14. Januar 2000, 755–767

28 Zhang, K.; Song, W.; Li, D.; Jin, X.: »Apigenin in the regulation of cholesterol metabolism and protection of blood vessels«. In: *Exper. Ther. Med.*, Mai 2017; 13 (5): 1719–1724

29 Tsi, D., Das, N. P.; Tan, B. K.: »Effects of aqueous celery (Apium graveolens) extract on lipid parameters of rats fed a high fat diet«. In: *Planta Med*, Februar 1995; 61 (1): 18–21

30 Al-Asmari, A. K.; Athar, Md. T.; Kadasah, S. G.: »An Updated Phytopharmacological Review on Medicinal Plant of Arab Region: Apium graveolens Linn«. In: *Pharmacogn Rev.*, Jan–Jun 2017; 11 (21): 13–18

31 Moghadam, M. H.; Imenshahidi, M.; Mohajeri, S. A.: »Antihypertensive effect of celery seed on rat blood pressure in chronic administration«. In: *J Med Food*, Juni 2013; 16 (6): 558–563

32 Jing, Y.; Dong, M.; Liu, Y.; Hou, X.; Guo, P.; Li, W.; Zhang, M.; Lv, J.: »Apigenin relaxes rat intrarenal arteries: involvement of Cl– channels and K+ channels«. In: *View ORCID Profile*, Juli 2018

33 Al-Asmari, A. K.; Athar, Md. T.; Kadasah, S. G.: »An Updated Phytopharmacological Review on Medicinal Plant of Arab Region: Apium graveolens Linn«. In: *Pharmacogn Rev.*, Jan–Jun 2017; 11 (21): 13–18

34 Al-Asmari, A. K.; Athar, Md. T.; Kadasah, S. G.: »An Updated Phytopharmacological Review on Medicinal Plant of Arab Region: Apium graveolens Linn«. In: *Pharmacogn Rev.*, Jan–Jun 2017; 11 (21): 13–18

35 Hu, J.; Li, Z.; Xu, L. T.; Sun, A. L.; Fu, X. Y.; Zhang, L.; Jing, L. L.; Lu, A. D.; Dong, Y. F.; Jia, Z. P.: »Protective effect of apigenin on ischemia/reperfusion injury of the isolated rat heart«. In: *Caridiovas Toxicol.*, Juli 2015; 15 (3): 241–249

36 Dolati, K.; Rakhshandeh, H.; Golestani, M.; Forouzanfar, F.; Sadeghnia, R.; Sadeghnia, H. R.: »Inhibitory Effects of Apium graveolens on Xanthine Oxidase Activity and Serum Uric Acid Levels in Hyperuricemic Mice«. In: *Prev Nutr Food Sci.*, Juni 2018, 23 (2): 127–133

37 Tashakori-Sabzevar, F.: »Protective and hypoglycemic effects of celery seed on streptozotocin-induced diabetic rats: experimental and histopathological evaluation«. In: *Acta Diabetol*, August 2016; 53 (4): 609–619

38 Al-Asmari, A. K.; Athar, Md. T.; Kadasah, S. G.: »An Updated Phytopharmacological Review on Medicinal Plant of Arab Region: Apium graveolens Linn«. In: *Pharmacogn Rev.*, Jan–Jun 2017; 11 (21): 13–18

39 Yusni Yusni, PhD; Hendra Zufry, MD; Firdalena Meutia; MD; Krishna W. Sucipto, MD: »The effects of celery leaf (apium graveolens L.) treatment on blood glucose and insulin levels in elderly pre-diabetics«. In: *Saudi Med J.*, Februar 2018; 39 (2): 154–160

40 Sung, B.; Young Chung, H.; Kim, N. D.: »Role of Apigenin in Cancer Prevention via the Induction of Apoptosis and Autophagy«. In: *J Cancer Prev.*, Dezember 2016; 21 (4): 216–226

41 Hyder, S., et al.: *Breast cancer effectively treated with chemical found in celery, parsley, mouse study suggests.* University of Missouri-Columbia, Mai 2012

42 Köken, T.; Koca, B.; Özkurt, M.; Erkasap, N.; Kuş, G.; Karalar, M: »Apium graveolens Extract Inhibits Cell Proliferation and Expression of Vascular Endothelial Growth Factor and Induces Apoptosis in the Human Prostatic Carcinoma Cell Line LNCaP«. In: *J Med Food,* Dezember 2016; 19 (12): 1166–1171

43 Danciu, C.; Zupko, I.; Bor, A.; Schwiebs, A.; Radeke, H.; Hancianu, M.; Cioanca, O.; Alexa, E.; Oprean, C.; Bojin, F.; Soica, C.; Paunescu, V.; Dehelean, C. A.: »Botanical Therapeutics: Phytochemical Screening and Biological Assessment of Chamomile, Parsley and Celery Extracts against A375 Human Melanoma and Dendritic Cells«. In: *Int J Mol Sci.,* 16. November 2018; 19 (11)

44 Al-Asmari, A. K.; Athar, Md. T.; Kadasah, S. G.: »An Updated Phytopharmacological Review on Medicinal Plant of Arab Region: Apium graveolens Linn«. In: *Pharmacogn Rev.,* Jan–Jun 2017; 11 (21): 13–18

45 Ruela-de-Sousa, R. R.; Fuhler, G. M.; Blom, N.; Ferreira, C. V.; Aoyama, H.; Peppelenbosch, M. P.: »Cytotoxicity of apigenin on leukemia cell lines: implications for prevention and therapy«. In: *Cell Death Dis.,* Januar 2010; 1 (1): e19

46 Kolarovic, J.; Popovic, M.; Mikov, M.; Mitic, R.; Gvozdenovic, L.: »Protective Effects of Celery Juice in Treatments with Doxorubicin«. In: *Molecules,* April 2009; 14 (4): 1627–1638

47 Kruse, Britta-Juliane: *Die Arznei ist Goldes wert: mittelalterliche Frauenrezepte.* De Gruyter, Berlin, New York, 1999

48 Rätsch, Christian: *Pflanzen der Liebe.* Magic-Bookworld-Verlag, 2008

49 Ritter, Claudia: *Heimische Nahrungspflanzen als Heilmittel.* Nikol Verlag, Hamburg, 2019

50 Kooti, W.; Daraei, N.: »A Review of the Antioxidant Activity of Celery (Apium graveolens L)«. In: *J Evid Based Complementary Altern Med,* Oktober 2017; 22 (4): 1029–1034

51 Al-Asmari, A. K.; Athar, Md. T.; Kadasah, S. G.: »An Updated Phytopharmacological Review on Medicinal Plant of Arab Region: Apium graveolens Linn«. In: *Pharmacogn Rev.,* Jan–Jun 2017; 11 (21): 13–18

52 Hardani, A.; Afzalzadeh, M. R.; Amirzargar, A.; Mansouri, E.; Meamar, Z.: »Effects of aqueous extract of celery (Apium graveolens L.) leaves on spermatogenesis in healthy male rats«. In: *Avicenna J Phytomed.,* März–April 2015; 5 (2): 113–119

53 Kooti, W. B.Sc.; Mansouri, E., Ph.D.; Ghasemiboroon, M., B.Sc.; Harizi, M., B.Sc.; Amirzargar, A., M.Sc.: »Protective effects of celery (Apium Graveolens) on testis and cauda epididymal spermatozoa in rat«. In: *Iran J. Reprod. Med.,* Mai 2014; 12 (5): 365–366

54 Boonruamkaew, P.; Sukketsiri, W.; Panichayupakaranant, P.; Kaewnam, W.; Tanasawet, S.; Tipmanee, V.; Hutamekalin, P.; Chonpathompikunlert, P.: »Apium graveolens extract influences mood and cognition in healthy mice«. In: *J Nat Med.,* Juli 2017; 71 (3): 492–505

55 Balez, R.; Steiner, N.; Engel, M.; Muñoz, S. S.; Lum, J. S.; Wu, Y.; Wang, D.; Vallotton, P.; Sachdev, P.; O'Connor, M.; Sidhu, K.; Münch, G.; Oi, L.: »Neuroprotective effects of apigenin against inflammation, neuronal excitability and apoptosis in an induced pluripotent stem cell model of Alzheimer's disease«. In: *Scientific Reports*, 6/31450, 12. August 2016

56 Chonpathompikunlert, P.; Boonruamkaew, P.; Sukketsiri, W.; Hutamekalin, P.; Sroyraya, M.: »The antioxidant and neurochemical activity of Apium graveolens L. and its ameliorative effect on MPTP-induced Parkinson-like symptoms in mice«. In: *BMC Complement Altern Med.*, 2018; 18: 103, Onlineveröffentlichung 20. März 2018

57 Nuñez de González, M. T.; Osburn, W. N.; Hardin, M. D.; Longnecker, M.; Garg, H. K.; Bryan, N. S.; Keeton, J. T.: »A survey of nitrate and nitrite concentrations in conventional and organic-labeled raw vegetables at retail«. In: *J Food Sci.*, Mai 2015; 80 (5): C942–949

58 Hostetler, G. L.; Riedl, K. M.; Schwartz, S. J.: »Endogenous enzymes, heat, and pH affect flavone profiles in parsley (Petroselinum crispum var. neapolitanum) and celery (Apium graveolens) during juice processing«. In: *J Agric Food Chem.*, 11. Januar 2012; 60 (1): 202–208

59 Yao, Y.; Ren, G.: »Effect of thermal treatment on phenolic composition and antioxidant activities of two celery cultivars«. In: *LWT – Food Science and Technology*, 44, Januar 2011, 181–185

60 Wichtl, Max: *Teedrogen und Phytopharmaka.* Wissenschaftliche Verlagsgesellschaft mbH, Stuttgart, 2009

61 Pauli, G.; Bessot, J. C.; Dietemann-Molard, A.; Braun, P. A.; Thierry, R.: »Celery sensitivity: clinical and immunological correlations with pollen allergy«. In: *Clin Allergy*, Mai 1985; 15 (3): 273–279

62 Vieths, S.; Lüttkopf, D.; Reindl, J.; Anliker, M. D.; Wüthrich, B.; Ballmer-Weber, B. K.: »Allergens in celery and zucchini«. In: *Allergy*, 2002; 57/72: 100–105

63 Finkelstein, E.; Afek, U.; Gross, E.; Aharoni, N.; Rosenberg, L.; Halevy, S.: »An outbreak of phytophotodermatitis due to celery«. In: *Int J Dermatol*, Februar 1994; 33 (2): 116–118

ÜBER DIE AUTORIN

Claudia Ritter, geboren 1968 in der nördlichen Oberpfalz, ist Heilpraktikerin, Autorin und Dozentin für naturheilkundliche Themen. Mit der Geburt ihres ersten Kindes 1999 kam sie über ein neues Gesundheitsbewusstsein zur Naturheilkunde. Was zunächst als Hobby begann, wurde schnell Beruf und Berufung. In den letzten sieben Jahren entstanden mehrere naturheilkundliche Bücher mit dem Schwerpunkt Pflanzenheilkunde und ganzheitliche Ernährung; zwei dieser Bücher wurden bereits in mehrere Sprachen übersetzt.

Claudia Ritter hat eine Naturheilpraxis in Schwandorf. Schwerpunkte der Praxis sind Autoimmunerkrankungen, Hormonstörungen sowie multifaktorielle Krankheitsbilder, die einen umfassenden Blickwinkel erfordern. Bei den zahlreichen Therapieoptionen stehen Körper, Geist und Seele immer im Mittelpunkt der Behandlung.

Nähere Informationen finden Sie unter: www.heilpraktikerin-ritter-claudia.de